Sitzungsberichte
der Akademie der Wissenschaften
der DDR
Mathematik – Naturwissenschaften – Technik

2N
1978

Schadstoffe in der Atmosphäre aus onkologischer und toxikologischer Sicht

AKADEMIE-VERLAG · BERLIN

Sitzungsberichte
der Akademie der Wissenschaften
der DDR
Mathematik—Naturwissenschaften—Technik

Jahrgang 1978 · Nr. 2/N

Schadstoffe in der Atmosphäre aus onkologischer und toxikologischer Sicht

AKADEMIE-VERLAG · BERLIN
1978

Arbeitstagung der Klasse Umweltschutz und Umweltgestaltung der Akademie der Wissenschaften der DDR gemeinsam mit dem Zentralinstitut für Krebsforschung der Akademie der Wissenschaften der DDR und der Gesellschaft für Geschwulstbekämpfung der DDR am 12. Januar 1977

Herausgegeben im Auftrage
des Präsidenten der Akademie
der Wissenschaften der DDR
von Vizepräsident Prof. Dr. Heinrich Scheel

Erschienen im Akademie-Verlag, 108 Berlin, Leipziger Str. 3—4

Lizenznummer: 202 · 100/212/78
Gesamtherstellung: VEB Druckhaus Köthen
Bestellnummer: 762 624 6 (2010/78/2/N) · LSV 3235
Printed in GDR
DDR 12,— M

Inhalt

W. Gibel

Zur Pathogenität von Luftverunreinigungen

1. Luftreinhaltung

Im Rahmen der Bestrebungen zum Schutz unseres Lebensraumes mißt man der Reinhaltung der Luft heute eine vorrangige Bedeutung zu, zumal in den letzten 30 Jahren die Luftverunreinigungen infolge ständig wachsender Technisierung und Motorisierung extrem angestiegen sind.

Eine Luftverunreinigung liegt dann vor, wenn sich ein oder mehrere luftverunreinigende Stoffe in solcher Menge und so lange in der Außenluft befinden, daß sie für Menschen, Tiere und Pflanzen schädlich sind, zur Schädigung beitragen oder das Wohlbefinden stören. Feste Verunreinigungen, wie z. B. Staub werden als Luftplankton, feinste Tröpfchen, die Gase oder feste Stoffe enthalten, als Aerosole bezeichnet.

Die Resorption aller Luftverunreinigungen erfolgt fast ausschließlich durch die Lunge mit ihrer großen Resorptionsfläche von etwa 80 m^2 und der kurzen Diffussionsstrecke zwischen Alveolen und Kapillaren von 0,15—0,3 µm. Die effektive Belastung der Lunge ist dabei wesentlich von dem Eindringungsvermögen der Fremdstoffe in die tieferen Atemwege abhängig. Sie ist z. B. bei gut wasserlöslichen Gasen (SO_2) geringer als bei den schwer wasserlöslichen Stickoxiden oder Ozon; sie ist bei atembaren bzw. alveolengängigen Schwebestoffen stärker als bei Stäuben mit höherer Partikelgröße. Die pulmonale Resorption von Gasen ist von deren Löslichkeit, dem Konzentrationsgefälle zwischen Alveolen und Blut, der Stärke der Blutströmung und dem Zustand der Alveolarmembran abhängig, der Grad der Aufnahme von lungengängigen Stäuben von ihrer Zytotoxizität und ihrer Löslichkeit [1].

2. Ausmaß und Herkunft der Luftverunreinigungen

Betrachtet man Luftanalysen aus Ballungs- und Industriegebieten, findet man bei Berücksichtigung der Komponenten im µg-Bereich eine nahezu unbegrenzte Anzahl von Fremdstoffen. Bis zu Konzentrationen von 0,1 µg/m^3 lassen sich bereits einige Hundert Fremdbestandteile nachweisen, wobei diese Komponenten als Stoffgemische auf den Menschen einwirken (Tab. 1) (1, 2, 3, 4, 5, 6).

Die wesentlichsten Quellen der Luftverunreinigungen werden durch Anzahl und

Tabelle 1
In Stadtluft ermittelte Konzentrationsbereiche einiger Luftverunreinigungen [1]

Bereich in µg/m³	Luftverunreinigung
1000–10 000	Kohlenmonoxid
100–1000	Schwefeldioxid, Schwefeltrioxid, Distickstoffmonoxid, Stickstoffdioxid, Stickstoffmonoxid, Chlorwasserstoff, Phosphorwasserstoff, Ammoniak, Benzol, Toluol, n-Xylol, Butan, Pentan, iso-Pentan. Feste Schwebstoffpartikel mit ∅ zwischen 0,3 und 20 ± µg
10–100	Chlor, Ozon, Schwefelkohlenstoff, Blei, Kohlenstoff, Formaldehyd, Acetaldehyd, Acrolein, Phenol, iso- und n-Propylbenzol, o- und p-Xylol, gesättigte und ungesättigte Kohlenwasserstoffe niedriger C-Zahl, Schwebestoffpartikel aus Eisenoxid, Kohlenstoff, Alkali- und Erdalkalioxide bzw. -chloride oder Sulfate
1–10	Fluorwasserstoff, Magnesium, Kupfer, Zink, Titan, alipathische Kohlenwasserstoffe höhere C-Zahl, einfache aromatische Kohlenwasserstoffe
0,1–1	Verbindungen des Aluminium, Kadmium, Quecksilber und Zinn, ungesättigte aliphatische Kohlenwasserstoffe mittlerer C-Zahl
bis 0,1	Anthanthren, Anthracen, 1,2-Benzanthracen, Benzperylen, 1,2-Benzpyren, 3,4-Benzpyren, Chrysen, Coronen, Perylen, Phenanthren, Fluoranthen.

Umfang der Emissionsquellen wie Hausbrand, Industriebetriebe und Kraftfahrzeugabgase bestimmt.

Für das Ausmaß der Schädigung durch Luftverunreinigungen spielen verschiedene Faktoren, wie z. B. Höhe der Emissionsquellen, die Form des Geländes sowie das Wetter — starker Wind verdünnt beispielsweise die Schadstoffe — eine wesentliche Rolle [27].

Mit erhöhter Luftverunreinigung muß besonders bei Inversionswetterlagen gerechnet werden. Diese sind gekennzeichnet durch Kaltluftmassen in Bodennähe, die von wärmeren Luftschichten überlagert sind. In diesen Situationen ist der natürliche Luftwechsel sehr gering, wodurch es zur Akkumulation von Schadstoffen (mehr als 10facher Konzentrationsanstieg) in den bodennahen Schichten kommt. Inversionslagen sind demnach Perioden erhöhter Luftverunreinigung; sie können als eine Art von „natürlichem Experiment" zur Untersuchung kurzfristiger Wirkungen der Luftverunreinigung betrachtet werden [1, 7]. Erinnert sei hier an die bekannte Inversionsperiode vom Dezember 1952 in London. Innerhalb knapp einer Woche starben damals rund 4000 Personen mehr, als auf Grund der normalen Mortalität zu erwarten gewesen wäre. Dieser Erhebung kommt eine historische Bedeutung zu, da damals zum ersten Mal Ausmaß und Auswirkungen der Luftverunreinigung den Behörden und der Bevölkerung zum Bewußtsein gebracht wurden. Besonders gefährdet sind bei Inversionswetterlagen ältere an chronischer Bronchitis und Emphysem erkrankte Menschen, die durch ein Cor pulmonale vorbelastet sind [1, 8, 2]. Erinnert sei in diesem Zusammenhang auch an die Maastal-Katastrophe bei Lüttich, die Smoglage in Donora bei Pittsburgh oder um die sich von Jahr zu Jahr zuspitzende Situation in Ankara [9, 10].

3. *Wirkung von Luftverunreinigungen auf den Menschen*

So sehr solche glücklicherweise selten vorkommende Inversionswetterlagen zu fürchten sind, haben langdauernde Expositionen der Bevölkerung speziell in Ballungsgebieten mit wechselnd hohen insgesamt aber ansteigenden Konzentrationen an Schadstoffen für unsere Bevölkerung größere Bedeutung.

Bei der Beurteilung einer chronischen Einwirkung von Luftschadstoffen stützt man sich in erster Linie auf epidemiologische Untersuchungen, die gezielt und unter möglichst weitgehendem Ausschluß von Störfaktoren (Rauchgewohnheiten, Ernährung, berufliche Exposition, Sozialstatus, Wohnungswechsel, klimatische Unterschiede) als retrospektive oder besser als prospektive Studien durchgeführt wurden. In diesem Zusammenhang wurde durch eine Arbeitsgruppe der WHO festgelegt, daß Gebiete mit hoher Luftverunreinigung eine mittlere SO_2-Konzentration von mindestens 100 µg/m³ und eine mittlere Standard-Staub-Konzentration über 40 µm/m³, Gebiete mit niedriger Luftverschmutzung eine mittlere SO_2-Konzentration unter 50 µg/m³ und mittlere Staubkonzentration unter 30 µg/m³ haben sollen. Man kam desweiteren überein, daß die Meßwerte stark verschmutzter Gebiete mindestens für die letzten 5 Jahre vor Beginn der Untersuchung verfügbar sein sollten, während für die „luftreinen" Gebiete diese Forderung nicht unbedingt erfüllt sein muß [7].

Unter den Einwirkungen von Luftschadstoffen hat besonders das Tracheobronchialsystem zu leiden. Die wichtigsten Schadstoffe hierbei sind Gase (Kohlenmonoxid, Schwefeldioxid, Stickstoffoxide, Kohlenwasserstoffe), Bleiverbindungen und Staub. Bei allen epidemiologischen Untersuchungen über die Einwirkung von Luftverunreinigungen auf den menschlichen Organismus muß in Betracht gezogen werden, daß die in der Atmosphäre vorkommenden Fremdstoffe nicht isoliert, sondern immer in Kombination mit anderen potentiell schädigenden Noxen auftreten. Hierbei kann bei kombinierter Einwirkung mehrerer Stoffe ein quantitativ oder auch qualitativ veränderter biologischer Effekt zustande kommen, so daß eine Addition, unter Umständen sogar eine Potenzierung, der Einzeleffekte auftreten kann.

Betrachtet man die zahlreichen vorliegenden Studien über die Einwirkung von Luftverunreinigungen, in denen die Morbidität oder die Mortalität verschieden stark exponierter Bevölkerungsgruppen verglichen wurden, so geht daraus hervor, daß Bevölkerungsschichten, welche in Gebieten mit hoher Luftverunreinigung leben, zumeist eine erhöhte Morbiditäts- und Mortalitätsrate gegenüber Kontrollgruppen aufweisen. Bei den beobachteten Erkrankungen handelt es sich zumeist um chronische Bronchitis, Lungenemphysem oder infektiöse Erkrankungen des Tracheobronchialsystems. Zwei Untersuchungen sollen in diesem Zusammenhang hervorgehoben werden. Es ist dies die von WINKELSTEIN und Mitarb. durchgeführte Buffalo-Studie, die zeigte, daß bei Männern von 50 bis 69 Jahren die Gesamtmortalität mit dem Schwebestoffgehalt der Luft anstieg unabhängig von der sozioökonomischen Struktur der Probanden [11, 12, 13], sowie eine von ZEIDENBERG und Mitarb. in Nashaville durchgeführte Mortalitätsanalyse, die einen signifikanten Einfluß der Luftverunreinigung auf die Mortalität bei allen Erkrankungen der Atmungsorgane, insbesondere bei Grippe, Pneumonie und Tuberkulose nachwies. Ferner wurde hierbei festgestellt, daß in Gebieten mit erhöhter Luftverunreinigung die Zahl der Asthmaanfälle und die Säuglingssterblichkeit erhöht war [14 bis 22].

Die meisten vorliegenden Untersuchungen zu dieser Thematik sind jedoch vielfach mit einem Schönheitsfehler behaftet und deshalb schwer zu interpretieren; beispielsweise unterscheiden sich die verglichenen Gruppen nicht nur bezüglich der Art der Luftverunreinigungen, sondern auch durch andere den Gesundheitszustand beeinflussende Faktoren wie Alter, sozialökonomischer Status, Beruf und Lebensgewohnheiten, wie z. B. das Rauchverhalten; oder man findet bei unbemittelten Bevölkerungsgruppen eine erhöhte Mortalitäts- und Morbiditätsrate, wofür in der Regel ungesunde Lebensweise und geringe ärztliche Betreuung verantwortlich gemacht werden. Da die unbemittelten Bevölkerungsgruppen aber häufig in Wohnvierteln mit hoher Luftverunreinigung leben müssen, können Unterschiede der Luftverunreinigung einen Einfluß auf Mortalität und Morbidität vortäuschen, der in Wirklichkeit auf einem Unterschied des sozioökonomischen Status beruht.

Zur Ausschaltung vorher genannter Störfaktoren stimmten zahlreiche Autoren in der Meinung überein, daß ein möglicher Zusammenhang zwischen dem Grad der Luftverschmutzung und chronischen Erkrankungen der Atemwege sich am besten an Kindern untersuchen läßt. Besondern gut geeignet sind 7- bis 12jährige, denn diese Kinder haben in diesem Alter bereits lange genug in der Gegend mit ihren speziellen Luftverhältnissen gelebt, sei es besonders stark verunreinigter Luft oder besonders reiner Luft in den Kontrollgebieten. Zahlreiche epidemiologische Studien, die in verschiedenen Ländern erhoben wurden, zeigen, daß Atmungserkrankungen bei Kindern in Gebieten mit stärkerer Luftverunreinigung relativ häufig vorkommen. Auch ein vermehrtes Auftreten von Erkrankungen der oberen Luftwege, von Rhinitis, Sinusitis, Mastoiditis und Pneumonie, Abweichungen in der prozentualen Häufigkeit von pathologischen Lymphknoten- und Tonsillenbefunden sowie ein häufiges Fehlen im Unterricht wurden in Gebieten mit hoher Luftverunreinigung im Vergleich zu „Reinluft-Kollektiven" beobachtet. Die Konzentrationen, bei denen erste Effekte nachweisbar werden, liegen bei Jahresmittelwerten für SO_2 und Staub über je 100 µg/m³ [1, 2, 7].

Schwierig ist es, Aussagen zu machen über die Auswirkungen einer Erhöhung der CO-Konzentration in der Großstadtluft. Hierbei tritt die CO-Exposition durch das Rauchen besonders stark als Störfaktor in Erscheinung. Die Beziehung zwischen hohen CO-Hb-Konzentrationen und dem Auftreten der Arteriosklerose, die Beobachtung, daß Kraftfahrer, die in Unfälle verwickelt waren, höhere CO-Hb-Werte zeigten als andere Personen und die Korrelation zwischen Herzinfarktmortalität und den Wochenmittelwerten von Kohlenmonoxid über 9 mg/m^3 geben noch keinen ausreichenden Aufschluß für die Beurteilung der CO-Konzentrationen in Großstädten, die maximale Stundenwerte von 50 µg/m^3 erreichen können [1].

Sehr problematisch ist eine Stellungnahme bezüglich eines Zusammenhanges zwischen Luftverunreinigung und Geschwulstentstehung. Die vorliegenden Untersuchungen sind unbefriedigend, weil sie sich meist nur auf den Totenschein beziehen und die notwendigen Messungen der Luftverunreinigungskomponenten aus den Jahren vor 1960, die allein Grundlage für einen kausalen Zusammenhang sein könnten, nicht vorliegen. Die meisten Erhebungen stimmen jedoch weitgehend darin überein, daß die Häufigkeit des Lungenkrebses in der Stadt gegenüber dem Lande erhöht ist. Wenn dies auch kein Beweis für die kausale Bedeutung der Luftverunreinigung oder bestimmter Komponenten für die Entstehung des Lungenkrebses ist, ergibt sich doch daraus die Notwendigkeit, eingehende Untersuchungen zu dieser Thematik durchzuführen.

Von den bekannten Kanzerogenen, die in der Luft nachgewiesen werden und die bei Mensch und Tier Geschwülste erzeugen können, sind polyzyklische Kohlenwasserstoffe, Arsen, Asbest, Benzol oder die als Industrienoxen bekannten Kanzerogene Vinylchlorid, Chlormethylmethyläther, Dichlordimethyläther, Dichlordiäthylsulfid zu nennen. Auch die Bildung von Kanzerogenen in der atmosphärischen Luft aus zunächst nicht kanzerogenen Verbindungen wird diskutiert. So zieht man in Erwägung, daß in bestimmten Industrierevieren die Stickoxide aus der Salpeterproduktion mit Aminokomponenten sich in der Luft zu Nitrosaminverbindungen umsetzen können [23, 28].

In jüngster Zeit wurde auf die Entstehung von Lungenkrebs und Lungenfibrose beim beruflichen Umgang mit Pestiziden verwiesen [24, 25].

4. *Maßnahmen gegen die Luftverunreinigung*

Das Vorkommen der genannten und anderer potentiell gesundheitsschädigender Stoffe in der Außenluft macht es erforderlich, die Konzentration dieser Stoffe so zu begrenzen, daß eine Gesundheitsschädigung sowohl bei kurzfristiger als auch langdauernder Exposition nach Möglichkeit vermieden wird. Diese zweifellos einleuchtende Forderung löst jedoch eine Reihe von Problemen aus, die im einzelnen nicht immer einfach zu lösen sind. Von den zahlreichen Möglichkeiten als Maßnahmen gegen die Luftverunreinigung seien vor allem der Aufbau zentralgeleiteter Überwachungssysteme in den Großstädten, der Einsatz technischer Geräte zur Ermittlung von Schademissionen, die Entwicklung neuer Technologien und eine sinnvolle Planung bei der Anlage von Industriebetrieben genannt. Darüber hinaus bestehen in den meisten Ländern gesetzliche Bestimmungen zur Bekämpfung von Luftverschmutzung [27].

Zum Abschluß dieser kurzen Übersicht über die Pathogenität bestimmter Luftkomponenten wäre es ein Versäumnis nicht darauf hinzuweisen, daß auf der Skala aller schädigenden Luftverunreinigungen jedoch der Tabakrauch an erster Stelle steht [26].

Zusammenfassend muß man folgendes feststellen: Fragen der Erhaltung und planmäßigen Gestaltung des menschlichen Lebensniveaus sind ein echtes soziales und politisches Anliegen unserer Zeit geworden. Bedauerlicherweise ist unser Wissen über die chronische Wirkung von Luftverunreinigungen auf den menschlichen Organismus heute noch auf vielen Gebieten lückenhaft. Es ist deshalb auf diesem Gebiet zweifellos noch viel Forschungsarbeit zu leisten und es wird noch lange dauern bis alle notwendigen Informationen in wissenschaftlich haltbarer Form verfügbar sind, um daraus die erforderlichen Maßnahmen abzuleiten. Ziel aller in unserer Republik anzustrebenden Maßnahmen ist hierbei entsprechend der V. Durchführungsverordnung zum Landeskulturgesetz die Reduzierung der schädigenden und belästigenden Luftverunreinigungen auf ein Maß, das selbst bei Dauerbelastung die Gesundheit der Bevölkerung garantiert.

Literatur

[1] Schlipköter, H.-W., und H. Antweiler: Internist 15 (1974) 405–411.

[2] Grandjean, E.: Naturwissenschaftl. Rundschau 26 (1973) 8, 323–329.

[3] von Chossy, R.: Z. Allgemeinmedizin 52 (1976) 1662–1666.

[4] Lohs, Kh.: Wissenschaft und Fortschritt 21 (1971) 4, 182–186.

[5] Korte, F., Klein, W., und Barbara Drefahl: Naturwissenschaftl. Rundschau 23 (1970) 11, 445–457.

[6] Ulmer, W. T.: Internist 17 (1976) 391–398.

[7] Eschner, E., Treiber-Klötzer, Ch.: Öff. Gesundh. wesen 37 (1975) 12, 764–777.

[8] Antweiler, H.: Öff. Gesundh.wesen 37 (1975) 9, 513–519.

[9] Health Hazards of the Human Environment, World Health Organization Geneva 1972.

[10] Howe, G. M., and Loraine, J. A.: Environmental Medicine, William Heinemann Medical Books Limited, London 1973.

[11] Winkelstein, W., Kantor, S., Davis, E. W., Maneri, C. S., Mosher, W. E.: Arch. environment. Hlth. 14 (1967) 162.

[12] Winkelstein, W., Kantor, S., Davis, E. W., Maneri, C. S., Mosher, W. E.: Arch. environment. Hlth. 16 (1968) 401.

[13] Winkelstein, W., Kantor, S.: Arch. environment. Hlth. 18 (1969) 544.

[15] Zeidberg, L. D., Schueneman, J. J., Humphery, P. A., Prindle, R. A.: J. Air Pollution Contr. Ass. 11 (1961) 289.

[15] Zeidberg, L. D., Prindle, R. A., Landau, E.: Amer. J. publ. Hlth. 54 (1964) 85.

[16] Zeidberg, L. D., Morton, R. J. M., Landau, E.: Arch. environmental Hlth. 15 (1967) 214.
[17] Zeidberg, L. D., Morton, R. J. M., Landau, E.: Arch. environment. Hlth. 15 (1967) 225.
[18] Hagstrom, R. M., Sprague, H. A., Landau, E.: Arch. environment. Hlth. 15 (1967) 237.
[19] Zeidberg, L. D., Prindle, R. A., Landau, E.: Amer. Rev. resp. Dis. 84 (1961) 489.
[20] Zeidberg, L. D., Prindle, R. A.: Amer. J. publ. Hlth. 53 (1963) 185.
[21] Sprague, H. A., Hagstrom, R.: Arch. environment. Hlth. 18 (1969) 503.
[22] Glaser, M., Greenburg, L.: Arch. environment. Hlth. 22 (1971) 334.
[23] Gibel, W.: Ätiologie und Prävention beim Lungenkrebs, in: Abh. der AdW d. DDR. Symposium über den Lungenkrebs, Akademie-Verlag Berlin 1976.
[24] Barthel, E.: Z. Erkr. Atm. 141 (1974) 7—17.
[25] Barthel, E.: Arch. Geschwulstforschung (im Druck).
[26] Gibel, W.: Gesundheitsschäden durch Rauchen — Möglichkeiten einer Prophylaxe. Akademie-Verlag 1976.
[27] Nitsche, W.: Z. Allgemeinmedizin 51 (1975) 14, 647—677.
[28] Epstein, S. S.: J. Air Pollut. Contr. Ass. Pittsburgh 17 (1967) 11, 728—729.

H. Berndt

Die Rolle der allgemeinen Luftverunreinigung für die Krebsentstehung

Die Bedeutung der atmosphärischen Verschmutzung für die Entstehung von bösartigen Neubildungen, insbesondere denen der Trachea, des Bronchus und der Lunge (IKK 162 8. Revision), ist ungenügend geklärt. Sie wird überwiegend als gering eingeschätzt. So erwähnt das WHO-Symposium über Gesundheitsschäden durch Luftverunreinigung [21] zwar das Vorkommen von chemischen Kanzerogenen in der Luft, doch enthält der Bericht das Wort Krebs überhaupt nicht. Der Schluß jedoch, die Luftverschmutzung sei unbedeutend, ist deshalb nicht gerechtfertigt, vielmehr ist das Problem komplex und schwierig zu untersuchen und konnte daher bisher nicht gelöst werden.

Uns interessiert in diesem Zusammenhang vor allem der Lungenkrebs, von dem bekannt ist, daß er die Folge von Inhalationsnoxen ist, vorzugsweise das Ergebnis des Inhalierens von Zigarettenrauch (Royal College of Physicians 1970, WHO 1975). Die Hinweise auf die Beteiligung inhalierter Kanzerogens an der Ätiologie anderer Tumorlokalisationen sind dagegen dürftig und werden deshalb hier nur gestreift.

Rauchen als Ursache des Lungenkrebses

Die überzeugenden Argumente für die Rolle des inhalierten Tabakrauchs als wichtigste Ursache des Bronchialkarzinoms sind wiederholt vorgebracht worden, zuletzt in Gibel „Gesundheitsschäden durch Rauchen — Möglichkeiten einer Prophylaxe" (1976). Unterschiedliche Rauchgewohnheiten allein können jedoch die großen geographischen Differenzen der Bronchialkrebssterblichkeit nicht hinreichend erklären.

Zwar besteht eine ziemlich gute Korrelation zwischen dem Zigarettenkonsum und der Lungenkrebsmortalität nach etwa 20 bis 25 Jahren, doch gibt es bemerkenswerte Ausnahmen. Auffällig ist die exzessiv hohe Lungenkrebssterblichkeit in Schottland — s. Tab. 1 — (übereinstimmend damit die Inzidenz nach Angaben von Krebsregistern in „Cancer Incidence in Five Continents III"), die höhere Gefährdung britischer Einwanderer gegenüber der einheimischen Bevölkerung europäischer Abstammung in den Aufnahmeländern (z. B. Südafrika, Neuseeland), die höhere Gefährdung von Nichtrauchern und Rauchern in Großstädten im Vergleich zu ländlichen Regionen. Offensichtlich wirken neben dem Rauchen andere Umweltfaktoren krebsbegünstigend auf das Bronchusepithel.

Tabelle 1
Mortalität je 100 000 der männlichen Bevölkerung an sämtlichen bösartigen Neubildungen (b. Nb.) und an b. Nb. der Trachea, des Bronchus und der Lunge (ICD 162), standardisiert auf „Weltbevölkerung" nach SEGI, in „britischen" Ländern, 1970

Land	a sämtliche b. Nb.	b b. Nb. Bronchus	a—b
England/Wales	186,8	72,7	114,1
Nord-Irland	162,0	47,8	114,2
Schottland	204,9	83,4	121,5
USA	158,1	55,5	113,6
Canada	154,2	39,7	114,5
Australien	154,0	41,7	112,3
Neuseeland	167,7	46,2	121,5
DDR (zum Vergleich)	156,9	47,8	109,1

Berufliche Inhalationskanzerogene

Zu den anerkannten Noxen bzw. Tätigkeiten, die Lungenkrebs als Berufskrankheit verursachen, gehören: Inhalation von radioaktivem Staub und Radonemanation beim Abbau von Uranerzen und von Hämamit. Abbau und Verarbeitung von Asbest; Chromatproduktion; Nickelraffinerie; Herstellung von Senfgas; Exposition gegen Arsen, Bis(chlormethyl)äther u. a. (Übersicht bei ZENZ 1975). Die Zahl der Berufskrebse ist zwar gering, jedoch müssen wir mit einer erheblichen Dunkelziffer rechnen und können die Möglichkeit nicht vernachlässigen, daß auch andere Personen, die nicht beruflich exponiert sind, aber von den Produktionsstätten in die Luft abgegebene Kanzerogene einatmen, gefährdet sind.

Stadt-Land-Gefälle der Lungenkrebshäufigkeit

Allgemein ist die Mortalität an Lungenkrebs in den industrialisierten Staaten höher als in weniger industrialisierten. Gleiches gilt für Regionen innerhalb eines Staates. Die standardisierte durchschnittliche jährliche Sterberate an Bronchialkrebs steigt um 1,1/100 000, wenn die Einwohnerzahl der Stadt um 100 000 zunimmt, und sie wächst mit der Bevölkerungsdichte, wie Untersuchungen des Europarates für Westeuropa nachgewiesen haben (Conseil de l'Europe 1972). Die standardisierte Sterberate in den USA ist in ländlichen Gebieten niedriger als in Städten. Es besteht jedoch keine straffe Beziehung derart, daß die Sterblichkeit mit der Dauer des Wohnens in der Stadt linear ansteigt (Haenszel et al. 1962). Die Differenz zwischen Stadt und Land ist besonders hoch in Ländern mit allgemein geringer Luftverunreinigung (Dänemark, Norwegen). Das Verhältnis Stadt : Land ist im männlichen Geschlecht höher als im weiblichen, aber Männer, die beruflich gegenüber der typischen verkehrsbedingten Luftverschmutzung besonders exponiert sind (Verkehrspolizei, Kraftfahrer) weisen kein nachweisbar erhöhtes Risiko auf. Vom Land in die Stadt gewanderte Menschen sind besonders gefährdet, ebenso solche, die mehrmals ihren Wohnsitz zwischen Stadt und Land wechselten. Ob diese Beobachtungen mit Änderungen der Rauchgewohnheiten erklärt werden können, ist offen, da hinreichend zuverlässige und genügend weit zurückreichende Erhebungen über die Rauchgewohnheiten verschiedener Bevölkerungsgruppen fehlen (Übersicht bei Higgins 1976).

Die regionalen Differenzen der Lungenkrebsinzidenz innerhalb der DDR sind beträchtlich (Tab. 2). Setzt man die mittlere jährliche Zugangsrate der männlichen Bevölkerung von 1962 bis 1970 gleich Hundert, so liegt sie in Berlin um fast 37% über dem Durchschnitt, im Bezirk Erfurt um 25% darunter. Die Bezirke mit über

Tabelle 2
Neuerkrankungen an bösartigen Neubildungen der Trachea, des Bronchus und der Lunge (ICD 162) in den Bezirken der DDR 1962–1970 (nach R. Berndt 1976).
Inzidenz = Inzidenz je 100 000 der männlichen Bevölkerung pro Jahr, standardisiert auf „Europa-Bevölkerung“ nach „Cancer Incidence in Five Continents“ [20].
(RO = Rangordnung der Häufigkeit)

Bezirk	Inzidenz	%	Rangordnung
Berlin	96,6	136,6	1
Cottbus	76,3	107,9	4
Dresden	70,8	100,1	6
Erfurt	53,0	75,0	15
Frankfurt	77,3	109,3	3
Gera	64,9	91,8	12
Halle	68,8	97,3	8
Karl-Marx-Stadt	70,7	100,0	7
Leipzig	78,5	110,0	2
Magdeburg	68,5	96,9	9
Neubrandenburg	66,0	93,4	11
Potsdam	75,7	107,1	5
Rostock	68,1	96,3	10
Schwerin	62,0	87,7	13
Suhl	53,5	75,7	14
DDR	70,7	100	–

dem Mittel liegender Inzidenz sind nicht die am stärksten industrialisierten, nämlich Leipzig, Frankfurt, Cottbus und Potsdam. Es könnte sein, daß viele Einwohner der Bezirke Frankfurt und Potsdam in Berlin arbeiten und daher stärker exponiert sind oder daß sich in diesen Randgebieten der Großstadt das Zigarettenrauchen früher und stärker ausgebreitet hat als anderswo. In den Bezirken Leipzig und Cottbus finden sich Konzentrationen des Braunkohlenabbaus und der Energieerzeugung aus Braunkohle mit erheblicher Staubbelastung. Die Bezirke mit besonders niedriger Inzidenz (weniger als 90% des DDR-Mittels) haben sämtlich überwiegend ländlichen Charakter (Erfurt, Suhl, Schwerin).

Für die hohe Inzidenz in Berlin dürfte auch die Erfassungsintensität als Erklärung heranzuziehen sein (hohe Autopsierate; mehr als 10% der Bronchialkarzinome werden klinisch nicht erkannt und erst bei der Sektion gefunden) (R. Berndt 1976).

Als recht überzeugend seien die Beobachtungen von Doll und Hill 1964 an britischen Ärzten angeführt. Hierbei handelt es sich um eine relativ homogene Berufsgruppe, in der kaum Inhalationskanzerogene auftreten. Der Vergleich berücksichtigte neben den Rauchgewohnheiten auch sozial-ökonomische Faktoren. Die Differenzen der Lungenkrebssterblichkeit zwischen Stadt und Land lassen sich deshalb zwanglos auf die allgemeine Luftverschmutzung zurückzuführen. Die standardisierte Mortalität an Lungenkrebs betrug bei den britischen Ärzten unter 65 Jahre auf dem Lande 40 je 100 000 und in Großstädten 64 je 100 000, eine ziemlich große Differenz.

Beobachtungen an wandernden Bevölkerungen

Es wurde bereits erwähnt, daß in den USA der Faktor „Mobilität", d. h. Häufigkeit des Wohnungswechsels zwischen Stadt und Land, offenbar eine Rolle spielt. Eastcott 1956 machte darauf aufmerksam, daß britische Einwanderer in Neuseeland eine niedrigere Lungenkrebssterblichkeit aufweisen als Neuseeländer europäischer Herkunft. Hatten sie dagegen Großbritannien erst im Alter von 30 und mehr Jahren verlassen, war die Sterblichkeit höher. Dies konnte nicht mit den Rauchgewohnheiten erklärt werden. Ähnliche Beobachtungen machten Untersucher in Südafrika, Australien und Canada. Angaben aus den USA finden sich in Tab. 3.

Die Beobachtungen an Emigranten lassen sich so deuten, daß eine frühzeitig, d. h. in der Jugend vor der Auswanderung eingetretene Schädigung des Bronchusepithels infolge von allgemeinen atmosphärischen Noxen den Boden für Kanzerogenese bereitet. Man muß allerdings einschränkend darauf hinweisen, daß Emigranten keine selektionsfreie Stichprobe aus der Ursprungsbevölkerung sind und daß ihre Tätigkeit im Aufnahmeland berücksichtigt werden müßte (man darf vermuten, daß sie zunächst — bis zur sozialen Anpassung — häufig eine einfache und mit beruflicher Exposition verbundene Tätigkeit ausüben).

Tabelle 3
Standardisierte Mortalität an Lungenkrebs je 100 000 in den USA nach dem Herkunftsland (nach Reid et al. 1966)

Geburtsland	Wohnsitz	männlich	weiblich
Norwegen	Norwegen	31	6
Norwegen	USA	48	11
USA	USA	72	10
Großbritannien	USA	94	12
Großbritannien	Großbritannien	151	19

Beziehungen zwischen Luftverunreinigung und Lungenkrebs

In einer Reihe von Studien wurden chemische Kanzerogene in der atmosphärischen Luft bestimmt und mit Extrakten daraus im Tierversuch Krebs provoziert. Die Korrelation zwischen der Konzentration an Kanzerogenen und der Lungenkrebsmortalität ist jedoch schwach und fehlt ganz. So wies die Luft in Belfast und Dublin im Vergleich zu Oslo und Helsinki einen viel höheren Gehalt an Benzpyren auf, doch stand Helsinki an erster Stelle der vier Städte in der standardisierten Lungenkrebsmortalität (Waller und Commins 1967).

In Nashville, Tennessee, USA, fand sich in einer Studie über 12 Jahre, wobei mehr als 38 000 Todesfälle, darunter 700 an Lungenkrebs, ausgewertet wurden, keine Korrelation zwischen Indikatoren der Luftverunreinigung (Sulfationen, SO_2, Staub) und Bronchialkrebsmortalität (Zeidberg et al. 1967).

Ashley 1967, 1969 fand eine negative Korrelation zwischen der Konzentration an Schwefeldioxid in der Luft und Sterblichkeit an Lungenkrebs, aber eine positive zur Sterblichkeit an Bronchitis und deutet dies als Ausdruck einer krebshemmenden Stimulation der Immunabwehr durch Staubinhalation. Higgins 1976 dagegen stellte im Gegenteil eine positive Korrelation zwischen Lungenkrebsmortalität und Sulfat fest und verweist auf die im Tierversuch gefundene kokarzinogene Wirkung von SO_2 (Tab. 4).

Tabelle 4
Korrelation zwischen Indikatoren der Luftverunreinigung und Sterblichkeit an Lungenkrebs in den USA (nach Higgins 1976)

Indikator der Verunreinigung	Mortalität an Lungenkrebs 1959—1961 weibl.		männl.	
	Weiße	Nicht-W.	Weiße	Nicht-W.
Staub (suspendierte Partikel gesamt)	−0,03	0,25	−0,09	−0,02
Sulfat	0,42	0,39	0,19	−0,05
Benzpyren	0,17	0,00	0,10	−0,11

Stocks 1959 fand eine hoch signifikante Korrelation zwischen dem Rauchgehalt der Luft und der Sterblichkeit an Lungenkrebs in den Grafschaften Englands. Hems 1968. 1969 analysierte Daten über Lungenkrebssterblichkeit, Tabakkonsum und Verbrauch an festen Brennstoffen (also vorzugsweise Kohle) und kam aufgrund eines mathematischen Modells zur Folgerung, daß im Mittel von 20 untersuchten Ländern zu 70% Zigaretten, zu 10% andere Tabakerzeugnisse und zu 20% der Verbrauch an festen Brennstoffen an der Lungenkrebssterblichkeit beteiligt seien.

Rückgang der Luftverunreinigung und zeitlicher Trend der Krebshäufigkeit

So wie das Einstellen des Rauchens nach einigen Jahren zu einem Absinken des Erkrankungsrisikos führt, müßte auch erwartet werden, daß einem Rückgang der allgemeinen Luftverunreinigung später eine sinkende Inzidenz und Mortalität an Lungenkrebs folgt, wenn Luftverschmutzung kanzerogen wirkt. In der Tat scheint dies der Fall zu sein. Die Staubbelastung in London wurde dank strenger gesetzlicher Bestimmungen seit Ende der fünfziger Jahre drastisch vermindert, später in geringerem Maße auch in anderen Teilen Englands. Die Mortalität an Lungenkrebs in Groß-London ist seitdem bei den unter 65jährigen Männern etwas stärker gesunken als im übrigen England, bei den älteren stieg sie weiter an. Dies kann als Hinweis darauf gelten, daß die Luftverunreinigung durch Abgase und Staub von festen Brennstoffen verantwortlich ist, da keine so unterschiedlichen Änderungen der Rauchgewohnheiten zwischen London und dem übrigen England anzunehmen sind (Higgins 1976). Allerdings tendierte die Häufigkeit des Lungenkrebses in England und Wales schon zuvor zum Ausgleich zwischen dem höheren Londoner und dem niedrigeren Niveau der anderen Regionen, wofür die Angleichung der Rauchgewohnheiten, der diagnostischen Möglichkeiten und Wanderungsbewegungen als Erklärung angeführt werden (Waller 1967).

Andere bösartige Neubildungen

Es gibt Hinweise darauf, daß Staubbelastung das Risiko der Erkrankung an Magenkrebs erhöht (Hems 1969, Stocks 1959, Bojanowicz 1966, Winkelstein 1969 a), ebenso die Häufigkeit des Darmkrebses (Lavergue et al. 1975). Auch wurden Beziehungen zwischen Prostatakarzinom und Luftpartikelgehalt beobachtet Winkelstein 1969 b).

Zusammenfassung

Das Beweismaterial ist unvollständig und zum Teil widerspruchsvoll. Dennoch lassen sich einige Schlußfolgerungen für die Praxis ableiten:

In der verschmutzten Luft wurden Kanzerogene nachgewiesen. Die Häufigkeit des Lungenkrebses ist im allgemeinen in Gegenden mit hoher Luftverschmutzung höher als in Regionen und Ländern mit geringer Luftverunreinigung. Es gibt dafür keine andere vernünftige Erklärung als die, daß die inhalierten Kanzerogene das Krebsrisiko erhöhen. Dabei wirken sie zusammen mit anderen Schadfaktoren, insonderheit mit dem Inhalieren von Zigarettenrauch.

Die Verringerung der Luftverunreinigung scheint von einer Minderung der Lungenkrebserkrankungen gefolgt zu sein. Die Vernunft spricht dafür, auch aus der Sicht der Onkologie energische Bemühungen um die Reinhaltung der Luft zu fordern. Es ist allerdings unmöglich, quantitative Voraussagen zu machen, in welchem Maße die Krebsgefährdung zurückgehen wird, wenn man die Verschmutzung der Luft vermindert. Der allgemeinen Luftverschmutzung sind — im Gegensatz zum individuellen Risiko des Rauchens — auch die ausgesetzt, die sie vermeiden möchten und die Gefahren kennen. Es ist daher eine gesamtgesellschaftliche Aufgabe, für die Erhaltung und Wiederherstellung reiner Luft einzutreten, um Gesundheitsschäden, darunter Krebs, zu vermeiden.

Literatur

[1] Ashley, D. J. B.: The distribution of lung cancer and bronchitis in England and Wales. Brit. J. Cancer **21** (1967), 243.

[2] Ashley, D. J. B.: Environmental factors in the aetiology of lung cancer and bronchitis. Brit. J. Prev. Soc. Med. **23** (1969), 258.

[3] Berndt, H.: Luftverunreinigung und Krebs. Arch. Geschwulstforsch. **47** (1977), 259.

[4] Berndt, R.: Zur Epidemiologie des Lungenkrebses in der DDR. Diplomarbeit. Dresden: Medizinische Akademie 1976.

[5] Bojanowicz, K., Gwozdz, B., Sosinski, R., Hankiewicz, J., Gwozdz, E.: Influence of industrialization and of atmospheric pollution upon the epidemiology of gastrointestinal cancer in industrial towns and a rural district in Poland. Rec. Adv. Gastroenterology **1** (1966), 67.

[6] Conseil de l'Europe: Le cancer du poumon en Europe occidentale. 2e éd., Strasbourg 1972.

[7] Doll, R., Hill, A. B.: Mortality in relation to smoking. 10 years observations of British doctors. Part I. Brit. med. J. **I** (1964), 1399.

[8] Eastcott, D. F.: The epidemiology of lung cancer in New Zealand. Lancet **I** (1956), 37.

[9] Gibel, W. (Hrsg): Gesundheitsschäden durch Rauchen — Möglichkeiten einer Prophylaxe. Berlin, 1976.

[10] Haenszel, W., Loveland, D. B., Sirken, M. G.: Lung cancer mortality as related to residence and smoking history. J. Nat. Cancer Institute **28** (1962), 947.

[11] Hems, G.: Factors associated with lung cancer Brit. J. Cancer **22** (1968), 466.

[12] Hems, G.: Lung cancer: smoking and other associated factors. Brit. J. Cancer **23** (1969), 661.

[13] Higgins, I. T. T.: Epidemiological evidence on the carcinogenic risk of air pollution and carcinogenic risks. IARC Ucientific Publications No. 13. Paris: INSERM 1976. S. 41—52.

[14] LAVERGNE, B., FRAPPIER, D. L., St. PIERRE, J.: Effect of air pollution on mortality from lung cancer and intestine cancer. Montreal island 1963–1966. Union. méd. Canada **104** (1975), 1397.

[15] REID, D. D., CORNFIELD, J., MARKUSH, R. E., SIEGEL, D.: Studies of disease among emigrants and native populations in Great Britain, Norway and the United States. III. Nat. Cancer Inst. Monograph No. **19** (1966), 321–346.

[16] Royal College of Physicians: Air Pollution and Health. London 1970.

[17] STOCKS, P.: Cancer and bronchitis mortality in relation to atmospheric deposit and smoke. Brit. med. J. **1** (1959), 74.

[18] WALLER, R. E., COMMINS, B. T.: Studies of the smoke and polycyclic aromatic hydrocarbon content of the air in large urban areas. Environm. Res. **1** (1967), 295.

[19] WALLER, R.: In the prevention of cancer, ed. by R. W. Raven und F. J. C. Roe. London: Butterworths 1967.

[20] WATERHOUSE, J., MUIR, C., CORREA, P., POWELL, J.: Cancer Incidence in Five Continents Volume III. Lyon: International Agency for Research on Cancer 1976.

[21] WHO Regional Office for Europe: The health effects of air pollution. Report on a symposium. Prag 6.–10. 11. 1967. Kopenhagen 1968.

[22] WHO Techn. Rep. Ser. No. 568: Smoking and its effects on health. Geneva 1975.

[23] WINKELSTEIN, W., KANTOR, S.: Stomach cancer — positive association with suspended particulate air pollution. Arch. Environm. Health **18** (1969 a), 544.

[24] WINKELSTEIN, W., KANTOR, S.: Prostatic cancer — relationship to suspended particulate air pollution. Amer. J. Publ. Health **59** (1969 b), 1134.

[25] ZEIDBERG, L. D., HARTON, R. J. M., LANDAU, E.: The Nashville air pollution study. V. Mortality from diseases of the respiratory system in relation to air pollution. Arch. Environm. Health. **15** (1967), 214.

[26] ZENZ, C. (Ed.): Occupational Medicine. Chicago: Year Book Medical Publishers 1975.

W. Kup

Zur berufsbedingten Entstehung des Krebses in Nase, Mund, Rachen und Kehlkopf

In der Gesamtmorbidität sind die bösartigen Geschwülste des HNO-Gebietes nicht sehr häufig. Ihre Zahl beträgt im Jahr etwa 1000 Neuerkrankungen, das sind nicht ganz 2% des onkologischen Krankengutes der Republik. Die Hälfte dieser Tumoren ist im Kehlkopf lokalisiert. Neben der mit jedem Malignom verbundenen Gefährdung des Lebens liegt ihre Bedeutung im sozialen Bereich, weil selbst bei guter Heilung des Prozesses in vielen Fällen erhebliche Entstellungen (Gesichtsbereich) oder Funktionsstörungen (Schluckakt, Atmung, Sprache) zurückbleiben, welche Lebensfreude und Arbeitsfähigkeit ernsthaft beeinträchtigen.

Sie werden verstehen, daß ich in diesem Kreise erfahrener Onkologen nicht auf Fragen der Grundlagenforschung eingehen werde, sondern mich darauf beschränke, Gedanken und Erfahrungen des arbeitsmedizinisch interessierten Klinikers anzuführen. Sitz der hier zu besprechenden Tumoren sind die sogen. oberen Luftwege, Körperregionen also, welche durch Schadstoffe in der Atemluft und teilweise auch in der Nahrung erreicht werden können. Zum Teil treten solche Schadstoffe am Arbeitsplatz auf, z. T. aber auch im berufsunabhängigen Milieu. Zur Zeit sind etwa 25 sicher menschenpathogene Kanzerogene, im Tierversuch über 800 Stoffe bekannt (Schmähl). Ihr Wirkungsmechanismus ist sehr komplex. Aus der experimentellen Krebsforschung wissen wir, daß die kanzerogene Wirkung in Abhängigkeit von der Bindung der Substanz an die Proteine sehr unterschiedlich sein kann, daß es aber relativ feste Dosis-Wirkungsbeziehungen gibt. Die kanzerogene Wirkung ist irreversibel, sie bleibt also auch bei Dosisverzettelungen über große Zeiträume erhalten. Außerdem sind die Kanzerogene untereinander austauschbar. Das alles macht die Beurteilung einer Kausalitätskette so schwer. Hinzu kommt noch, daß unspezifische Reizstoffe, die alleine kein Tumorwachstum induzieren können, beim Vorhandensein mutierter Zellen das maligne Geschehen im Sinne der Promotion auslösen und vorantreiben können. Solche Reizstoffe sind in Form von Schleimhautirritantien, Rauchen und Hitze an vielen Arbeitsplätzen vorhanden.

Um welche Stoffe handelt es sich nun bei den atemtraktsrelevanten Kanzerogenen konkret? Die Tab. 1 gibt die Aufstellung von Hueper wieder. Man muß dabei aber bedenken, daß es nicht spezifische Substanzen gibt, die jeweils an Nase, Larynx, Pharynx usw. wirksam werden, sondern daß die Schleimhaut der Atemwege

Tabelle 1
Umgebungskrebs des Respirationstraktes nach HUEPER:

Chrom	Isopropylöl
Chromate	Teer
Nickel	Asphalt
Nickelcarbonyl	Radioaktive Substanzen
Arsen	Uranerz
Asbest	

insgesamt eine Einheit ist. Unterschiedlich kann aber die örtlich einwirkende Konzentration des Schadstoffes sein und die zusätzliche Belastung durch mechanische, chemische und thermische Reize. Solch ein prädisponierte Stelle ist z. B. der Kehlkopf, dessen Schleimhaut durch die benachbarten Speisewege, durch die Luftwirbelbildung in Glottis und die Stimmbandmotorik besonderen und kontinuierlichen Reizen ausgesetzt ist.

Die wichtigsten in der Literatur diskutierten berufsbedingten Organkrebse unseres Fachgebietes sind schnell genannt. Bei Untersuchungen an Arbeitern in kanadischen Nickelgruben hat sich eine auffallende Häufung von Kartinomen der Nasenhaupthöhle herausgestellt, die vorwiegend ihren Ursprung im Bereich der mittleren Muschel haben, also an der Stelle des stärksten Luftstromes. Die durchschnittliche Expositionszeit lag um 25 Jahre (VIRTUE). Alarmierend waren vor einigen Jahren auch Berichte aus der Möbelindustrie. In Buckingshamshire, einem Zentrum der englischen Möbelfabrikation, waren unter 85 Fällen mit Siebbeinkarzinomen 23, die ein sonst sehr seltenes Adenokarzinom hatten. Von diesem wiederum arbeiteten 19 Männer als Möbeltischler, also 83% (ACHESON u. a.). Ähnliches hatte man auch in der Gegend von Lyon beobachtet, wo unter 16 Möbeltischlern mit Siebbeinmalignomen 15 ein Adenokarzinom aufwiesen. Man darf diese Möbeltischler nicht allen Holzarbeitern gleichsetzen. Entscheidend für die pathogene Wirkung scheint ganz feiner Holzstaub zu sein, wie er nicht beim Sägen, aber beim Schleifen von Harthölzern auftritt. Diese mehrfach überprüften Feststellungen haben dazu geführt, daß seit einigen Jahren Adenokarzinome des Siebbeins bei Arbeitern der Möbelindustrie in Großbritannien als Berufskrankheit anerkannt werden. Nasenkarzinome in der lederverarbeitenden Industrie sind wahrscheinlich auf im Arbeitsprozeß verwendete Nitroseverbindungen zurückzuführen (BOTTEMA).

Unter 350 Kehlkopfkrebsen erwähnt SKERIK in seiner Untersuchungsreihe 44% Männer, die bei ihrer beruflichen Tätigkeit in stärkerem Maße Staub, Dämpfen und bekannten Kanzerogenen ausgesetzt waren. Nach den Untersuchungen von BIRNMEYER scheint es besonders gefährlich zu sein, wenn zu irritierenden inhalativen Noxen noch andere mechanische und thermische Einflüsse hinzukommen. Ein solcher Komplex begünstigt eindeutig das Entstehen von Epithelmetaplasien, also ersten Irregularitäten des Zellgefüges.

Es muß an dieser Stelle auch ein Wort zum Rauchen gesagt werden. Untersuchungen einzelner Kliniker zum Einfluß des Rauchens auf die Entstehung des Larynxkarzinoms haben sehr unterschiedliche Resultate gebracht. Für wichtig halten wir die Untersuchungen ZECHNERS an zahlreichen Patienten und an Leichenkehlköpfen. Sie gipfelten in der Feststellung, daß ein direkter Bezug des Rauchens auf das Kehlkopfkarzinom nicht festzustellen sei, daß aber eine Laryngitis chronica bei Rauchern signifikant häufiger sei als bei Nichtrauchern. Da es Gründe gibt, die chronische Laryngitis als Präneoplasie anzusehen, könnte das Rauchen allerdings ein indirekt wirkender Faktor in der Co-Kanzerogenese sein.

Gibt es nun eine Häufung des Kehlkopfkrebses bei bestimmten Berufsgruppen? Eine solche Analyse haben BOCKMÜHL und Mitarbeiter vor Jahren versucht, indem sie in Berlin aufgetretene Krebsfälle nach Berufsgruppen einteilten, und diese Kollektive mit der Größe der gleichen Berufsgruppen in der Gesamtbevölkerung verglichen. Die Zahlen sind in Tab. 2 wiedergegeben. In der Tat scheinen sich hier einige Schwerpunkte abzuzeichnen. Trotzdem messen wir solchen Verfahren keine sehr große Beweiskraft zu, weil Berufsangaben auf dem Krankenblatt nicht immer sehr realistisch sind und nur wenig Rückschlüsse auf tatsächliche berufsbedingte Belastungen während eines ganzen Lebens.

Tabelle 2
Vergleich der prozentualen Berufszugehörigkeit zu der männlichen Gesamtbevölkerung und männlichen Kehlkopfkrebskranken in der Hauptstadt der DDR (nach BOCKMÜHL, MROS u. ZIELINSKI).

Beruf	Gesamtbevölkerung %	Kehlkopfkrebskranke %
Schlosser	4,5	30,4
Werkzeugmacher	0,83	5,16
Maurer	2,34	10,3
Tischler	1,7	6,7
Maschinisten	1,5	4,12
Kabelwerker	0,28	2,58
Drucker	0,34	2,06
Gastwirte	2,2	2,06
Angestellte	17,9	15,48

Die Tab. 3 gibt unsere eigenen Fälle wieder. Bei den Naphthalinreinigern und Säureschutzrüstern liegt eine klassische Exposition mit Teer und seinen Derivaten vor. In den Abgasen von Gasgeneratoren sind nachweislich Kanzerogene vorhanden. Die Reifenwerker sind z. T. erheblichen Rußstaubexpositionen ausgesetzt. Ablehnen mußten wir aus bestimmten Gründen die Anerkennung der BK bei dem Schädlingsbekämpfer, obwohl darauf hingewiesen werden muß, das phosphororganische Pestizide als krebserregend angesehen werden müssen, wenn auch eine Beteiligung der Atemwege noch nicht bekannt geworden ist. Die angeschuldigte

Tabelle 3
Untersuchte Fälle mit Verdacht auf berufsbedingtes Karzinom

Nr.	Alter		Beruf	Expos.-zeit	BK
Larynx-Karzinom					
1.	57 J.	Raucher	Naphthalinreiniger	17	+
2.	63 J.	Raucher	Naphthalinreiniger	19	+
3.	59 J.	Nichtraucher	Naphthalinreiniger	15	+
4.	64 J.	Raucher	Naphthalinreiniger	18	+
5.	65 J.	Raucher	Säureschutzrüster	18	–
6.	50 J.	Raucher	Gasgeneratorheizer	13	+
7.	42 J.	Raucher	Schädlingsbekämpfer	14	–
8.	60 J.	Raucher	Gasstocher	21	+
9.	65 J.	Raucher	Reifenwerker	20	+
10.	54 J.	Nichtraucher	Reifenwerker	18	+
11.	61 J.	Nichtraucher	Spritzlackierer	15	+
12.	65 J.	Raucher	Glasmacher	50	–
Epipharynx-Malignome					
13.	29 J.	Raucher	PUR-Verschäumer	1	–
14.	37 J.	Raucher	Tauchlackierer	12	–
Nasen-Malignom					
15.	42 J.	Raucher	Chemotechniker (Isopropanol, N-Lost)	16	+

Hitzeeinwirkung beim Glasblasen in Verbindung mit traumatisierenden Druckerhöhungen im Kehlkopfbereich konnte bei näherer Prüfung der Arbeitsbedingungen nicht bestätigt werden. Ich möchte allerdings klar ausdrücken, daß die Ablehnung in einem Begutachtungsverfahren lediglich aussagt, daß der ursächliche Zusammenhang zwischen vermuteter Exposition und Erkrankung nicht mit dem vom Gesetzgeber geforderten hohen Sicherheitsgrad nachgewiesen werden kann; die logische Möglichkeit eines Zusammenhanges ist öfters gegeben.

Aus den hier gemachten Darlegungen ergeben sich einige Konsequenzen. Unter den derzeit gültigen Meldepflichten für den HNO-Arzt finden sich auch die berufsbedingten Karzinome der Atemwege. Wenn auch auf diesem Wege im Laufe längerer Zeit ein Überblick über besonders gefährliche Tätigkeiten möglich sein kann, ist der prophylaktische Wert für den Einzelnen doch nur sehr begrenzt. Sicherlich werden auch zur Zeit noch nicht alle Tumoren, bei denen die Möglichkeit einer berufsbedingten Ursache besteht, tatsächlich gemeldet. Hier ist sicherlich noch Aufklärungsarbeit zu leisten. Auf der anderen Seite, ist die systematische rhinolaryngologische Reihenuntersuchung von Teilen der Bevölkerung oder gar der Gesamtbevölkerung sehr aufwendig, und steht auch ökonomisch in einem deutlichen Mißverhältnis zu den zu erwartenden Frühdiagnosen. Man wird überprüfen müssen, inwieweit durch standardisierte Befragungen oder einfache Untersuchungsmethoden auch diese Probleme im Rahmen der vorgesehenen Überwachungsuntersuchungen berücksichtigt werden können.

Das Larynxkarzinom hat nach den Ermittlungen von BOCKMÜHL in den letzten drei Jahrzehnten eindeutig zugenommen. Die Zunahme betrifft fast ganz den Sitz am Kehlkopfeingang, während die absoluten Zahlen des Stimmlippenbefalls praktisch gleich geblieben sind. Die Aufschlüsselung der uns bekannten als Berufskrankheit anerkannten Kehlkopfkrebse zeigt auch hier mit zwei Dritteln der Fälle ein Überwiegen des hohen Tumorsitzes, der übrigens auch die Prognose verschlechtert. Der Verdacht liegt sehr nahe, daß inhalative und auch digestive Noxen, welche bevorzugt mit diesen Schleimhautpartien in Berührung kommen, zu dieser Entwicklung beitragen. Wir haben allen Grund, uns mit diesen Fragen auseinanderzusetzen.

Zusammenfassung

Die Seltenheit der Malignome des HNO-Gebietes in der Gesamtmorbidität macht die Beurteilung arbeitsplatzbedingter Ursachen schwierig. Es gibt aber Beobachtungen, die bestimmte Tätigkeiten als besonders gefährlich hinsichtlich der Tumorentstehung an den oberen Luftwegen erscheinen lassen. Beim Kehlkopfkrebs müssen auch die Rauchgewohnheiten Berücksichtigung finden. Auffallend ist, daß eine absolute Zunahme der Kehlkopfeingangskrebse zu verzeichnen ist, was auf überwiegend exogene Ursachen schließen läßt. Es ist nötig, verstärkt prophylaktische Möglichkeiten zu erproben.

Literatur

ACHESON bei ZENK

BIRNMEYER, G.: Inhalationsnoxen und ortsfremdes Plattenepithel im Larynx. Arch. Gewerbepathol.-Gewerbehyg. 17 (1959/60) 294.

BOCKMÜHL, F., B. MROS u. V. ZIELINSKI: Untersuchungen zur aetiologischen Bedeutung der beruflichen und umweltbedingten Noxen bei Karzinomerkrankungen des Larynx. Mschr. Lungenkrankh. Tbk. Bekämpfung **15** (1972) 330.

BOCKMÜHL, F.: Die Behandlung und Prognose des Kehlkopfkrebses in der DDR von 1954–1966 unter epidemiologischen Gesichtspunkten. Promotion B an der Akademie für Ärztliche Fortbildung der DDR 1977.

BOTTEMA, H.: Aetiologische Faktoren beim Nasenkrebs. ORL (Basel) **34** (1972) 332.

HUEPER, W. C.: Berufskrebs. Verl v. Theodor Steinkopff (Dresden u. Leipzig) 1964.

Schmähl, D.: Probleme des Berufskrebses aus der Sicht der experimentellen Krebsforschung. Arb. Med., Soz. Med., Präv. Med (Stuttgart) **1** (1975) 89.

Skerik, V.: Professional influences of cancers of the upper respiratory tract. Zbl. HNO **105** (1972) 497.

Vintne, N.: The relationship between the refining of nickel and cancer of the nasal cavity. Zbl. HNO **105** (1972) 496.

Zechner, G.: Zum Begriff des Raucherkehlkopfes. Mschr. Ohrenhk. **102** (1968) 250.

Zenk, H.: Das berufsbedingte Karzinom des Kehlkopfes in gutachterlicher Sicht. Z. Laryng. Rhin. **49** (1970) 100.

G. W. Konetzke, B. Beck

Die Bedeutung des Asbests als atmosphärischer Schadstoff

Asbest ist die Sammelbezeichnung für eine Reihe mineralischer Fasersilikate mit sehr unterschiedlichen physiko-chemischen Eigenschaften, die als Serpentin-Asbeste und Amphibol-Asbeste in der Natur vorkommen. Obwohl bereits im Altertum bekannt, hat der Asbest erst in der zweiten Hälfte des vorigen Jahrhunderts Einzug in die Technik gehalten und auf Grund seiner Hitze-, Säure- und Witterungsbeständigkeit und Verspinnbarkeit sowie günstiger ökonomischer Gesichtspunkte breiteste Anwendung gefunden.

Asbest wird hauptsächlich in der UdSSR, Südafrika und Kanada bergmännisch gewonnen. Die Weltasbestproduktion stieg von 0,6 Mio t (1945) über 4,3 Mio t (1966) auf 5,0 Mio t (1973) [40]. Die DDR besitzt keine abbauwürdigen Vorkommen. Sie führt Asbest vorwiegend aus der UdSSR ein. Die Importe nahmen von 10000 t (1960) auf mehr als 65000 t (1975) zu und werden weiter gesteigert [42].

Von den biologischen Wirkungen des Asbestes sind seine fibrogenen Eigenschaften am längsten und besten bekannt. Alveolengängige Stäube aller Asbeste sind in der Lage, an den Atmungsorganen charakteristische Krankheitsbilder hervorzurufen, entweder als interstitielle Lungenfibrose (pulmonale Form der Asbestose) oder als umschriebene meist verkalkende Pleuraschwielen (pleurale Form der Asbestose). Die fibrogene Wirkung der Asbeststäube ist abhängig von der Asbestart, Fasergrößenspektrum, der Staubkonzentration, der Expositionsdauer und weiteren Faktoren. Die für die Lungenfunktion belastende und prognostisch ungünstige pulmonale Form der Asbestose bedarf zu ihrer Entstehung der massiven Einwirkung unzulässig hoher Asbeststaubkonzentrationen von 2 Jahren oder mehr. Sie wird daher fast ausschließlich nach intensiver beruflicher Asbeststaubeinwirkung beobachtet.

Plauraplaques und -hyalinosen, die die Lungenfunktion praktisch nicht beeinträchtigen, kommen dagegen bereits nach Einwirkung geringer Asbeststaubkonzentrationen zur Beobachtung, wie sie sowohl bei beruflicher als auch außerberuflicher Exposition angetroffen werden.

Der Nachweis sogenannter Asbestkörperchen, das sind mikroskopisch kleine im Sputum oder Lungengewebe anzutreffende, von einer eisenhaltigen Proteinhülle umgebene Gebilde, darf als Indikator für inhalativen Asbestkontakt gelten. Der Befund ist aber von keinem Krankheitswert [2, 13, 22, 30].

Alle Asbeste besitzen neben ihren fibrogenen Eigenschaften aber auch mehr oder minder starke kanzerogene Potenzen [40, 41]. Die kanzerogene Wirkung ist sowohl experimentell [8, 10] als auch in epidemiologischen Langzeitstudien beim Menschen von KOGAN et al. (1920), MCDONALD et al. [25], NEWHOUSE et al. [29], SELIKOFF [36] u. a. nachgewiesen worden. Auch hierbei bestimmen Art des Asbests, Staubkonzentration und Expositionsdauer die biologische Wirkung. Wir sind aber — wie auch bei anderen professionellen Kanzerogenen — derzeitig noch nicht in der Lage, das asbestinduzierte Krebsrisiko quantitativ beschreiben zu können. Mit Sicherheit können wir aber aussagen, daß das für die Entwicklung des Asbestkrebses erforderliche Intensitäts-Zeitprodukt der Exposition wesentlich kleiner sein muß als das für die Entstehung einer Asbeststaubfibrose benötigte [18, 24].

Alle Asbestarten sind in der Lage Bronchialkarzinome — und mit Ausnahme des Antophyllit — auch diffuse Pleuramesotheliome hervorzurufen, und zwar sowohl bei beruflicher als auch außerberuflicher Einwirkung. Auch Mesotheliome des Peritoneums durch Asbeststaubeinwirkung wurden in größerer Zahl beobachtet, seltener auch solche des Pericards. Krebse des Magen-Darm-Kanals (Speiseröhre, Magen, Kolon, Dickdarm, Rektum) und des Kehlkopfes sind bei vorliegender Exposition ebenfalls verdächtig bezüglich Asbest als Ursache. Es kann somit davon ausgegangen werden, daß das Atmungsorgan zwar bevorzugtes aber keineswegs ausschließliches Zielorgan für Asbest ist [1, 19, 28, 29, 36].

Die Expositionsdauer beträgt im Extrem nur wenige Wochen bis Monate, die Latenzzeiten (Tumorinduktionszeiten) liegen dagegen zwischen 20 und 40 Jahren.

Rauchen verstärkt das Risiko bei Asbeststaubexposition an einem Bronchialkarzinom zu erkranken bis zum 10fachen. Für das Mesotheliom wurde eine solche Beziehung nicht gefunden (NEWHOUSE). Asbestarbeiter zeigen nach übereinstimmenden Untersuchungsergebnissen aus den USA [37] und Kanada [25] eine 3,5fach erhöhte Krebssterblichkeit gegenüber den erwarteten Werten aus der Bevölkerungsstatistik.

Auch in der DDR haben arbeitsmedizinische Untersuchungen in einem bedeutenden Maß Krebserkrankungen der Atemwege bei Asbestexposition ergeben. Die Ärztekommissionen für Staublungenkrankheiten stellten im Zeitraum 1973 bis 1975 114 Asbestosen mit Bronchialkrebs, 40 Asbestosen mit Mesotheliom und 150 Mesotheliome als Folge einer beruflichen Asbestexposition fest.

Die Ergebnisse von ANSPACH [1] über Krebserkrankungen bei Arbeitern im Bezirk Dresden sowie die Feststellungen von STURM [38] und von BITTERSOHL [3] im Bezirk Halle sind für die Arbeitsmediziner der DDR Anlaß, gemeinsam mit den Onkologen noch intensiver nach Krebserkrankungen aller Lokalisation bei Asbestarbeitern zu fahnden.

Der Schwerpunkt der Asbestproblematik als atmosphärischer Schadstoff liegt ohne Frage auf dem Gebiet seiner industriellen Nutzung [2, 4, 14, 35]. Erkrankungen an Asbestose und Bronchialkrebsen in Asbestbergwerken und asbestverarbeitenden Betrieben — aber auch bei Anwohnern solcher Fabriken — haben schon vor Jahrzehnten energische arbeitshygienische Sanierungsmaßnahmen zur Folge gehabt, die die hier bestehende Gefährdung verringern konnten.

Derzeitig existieren aber aufgrund der vielseitigen Anwendungsmöglichkeiten von Asbest und Asbestprodukten eine kaum noch übersehbare Fülle beruflicher Kontaktmöglichkeiten in vielen Industriezweigen, ohne daß dem Werktätigen die Gefährlichkeit des Arbeitsstoffes immer bewußt ist.

Hierzu einige Beispiele:

Transport und Lagerung von Asbest, Be- und Verarbeitung asbesthaltiger Baustoffe (Asbestzement, -beton, Asbestzementprodukte wie ebene und gewellte Platten sowie Rohre), Anbringen, Reparatur und Abriß von asbesthaltigen Isolierungen, Anfertigung, Gebrauch und Reinigung asbesthaltiger Hitzeschutzkleidung, Anfertigung und Verwendung von Asbestfiltern und -papieren, Herstellung und Wartung von Brems- und Kupplungsbelägen für Kraftfahrzeuge, Umgang mit asbesthaltigen Dichtungs- und Spachtelmassen. Bei Nichteinhaltung von Schutzmaßnahmen ist in der Regel nicht nur der Arbeiter gegen Asbeststäube exponiert, der asbesthaltige Materialien bearbeitet, sondern auch Werktätige in der Umgebung seines Arbeitsplatzes.

Weniger beachtet wird die Möglichkeit des beruflichen oder außerberuflichen Asbestkontakts durch Talkum, einem feinschuppigen Magnesiumsilikat mit breitem Anwendungsbereich, dessen Gehalt an Asbest je nach Herkunft zwischen 0 und 50% betragen kann. Talkum findet wegen seines Absorptionsvermögens für Fette, Öle und Harze, als Füllstoff in Gummi, Farben, Kitten und Pharmaka, wegen seiner Gleitfähigkeit in Pudern und industriellen Streumitteln, ferner als Poliermittel für Reis und Hülsenfrüchte, als Glättemittel in Textilappreturen sowie Papierleimen und Schneiderkreide verbreitete Anwendung [23]. Die Ergebnisse mineralogischer Analysen und zahlreiche Beobachtungen von Asbestosen, Pleuramesotheliomen und Bronchialkrebsen unterstreichen seine Bedeutung als fibrogener und kanzerogener Schadstoff.

Auf die Möglichkeit eines in Großstädten und industriellen Ballungsräumen ubiquitären Asbestkontakts weisen Untersuchungen der Pathologen in mehreren Ländern hin, die bei Routinesektionen in 20—50% der Lungen Asbestkörperchen nachweisen konnten [13, 30]. Elektronenmikroskopische Untersuchungen an Lungenschnitten Mesotheliomkranker und einer Kontrollgruppe stellten Chrysotilasbest fest. Nur die Lungen von Neugeborenen und Säuglingen enthielten keine Chrysotilasbestfasern [32]. Es ist deshalb nahezu bei allen älteren Menschen mit einer Asbestkontamination zu rechnen.

Die Herkunft von Asbestkörperchen und Asbestfasern bei Personen ohne beruflichen Asbestkontakt ist allerdings noch nicht geklärt. Diskutiert werden vor allem der Abrieb von Bremsbelägen der KFZ, von asbesthaltigen Straßendecken und die Benutzung von kosmetischen Pudern auf Talkumbasis [6, 7, 14, 16, 17, 26, 39].

Von Interesse für die Beurteilung der Bedeutung des Asbestes für die Ökologie sind auch die Beobachtungen sowjetischer Autoren über die Kontamination der Atmosphäre mit Asbeststaub, der durch Erosion von an der Erdoberfläche zutage tretenden asbesthaltigen Gesteinsformationen stammt [11]. In die gleiche Richtung weisen Veröffentlichungen aus Bulgarien, in denen auf den Asbestgehalt des Bodens in den Rhodopen als Kontaminationsquelle aufmerksam gemacht wird [5]. In beiden Arbeiten wird über das Auftreten pleuraler Formen der Asbestose in der Bevölkerung berichtet.

Beim derzeitigen Stand unserer Kenntnisse über die Bedeutung des Asbests als atmosphärischer Schadstoff ergeben sich eine Reihe von Schlußfolgerungen für die Verhütung von Gesundheitsgefahren am Arbeitsplatz und im kommunalen Bereich, die derzeitig erst teilweise realisiert sind und um deren Durchsetzung wir uns in interdisziplinärer Zusammenarbeit in den kommenden Jahren bemühen werden:

1. Begrenzung der Asbestverwendung auf das technologisch unbedingt erforderliche Maß und Ersatz von Asbest durch weniger gefährliche Stoffe.
2. Verbot besonders gefährlicher Asbest-Technologien (z. B. Asbestspritzisolieren).
3. Kennzeichnungspflicht für Asbest und asbesthaltige Materalien.
4. Konsequente technische, organisatorische und individuelle Staubschutzmaßnahmen am Arbeitsplatz mit regelmäßiger Kontrolle durch Messen und Bewerten der Staubkonzentration am Arbeitsplatz.
5. Epidemiologische Überprüfung der Sicherheit von maximal zulässigen Arbeitsplatzkonzentrationen für Asbeststaub.
6. Regelmäßige ärztliche Vorsorge- und Überwachungsuntersuchungen für alle asbeststaubexponierten Werktätigen mit Ausdehnung der Überwachungsuntersuchungen auf das gesamte Leben.
7. Technische Maßnahmen zur Emissionsverhütung an entsprechenden Arbeitsmitteln und strenge Kontrolle der Immissionen aus Asbest und asbestverarbeitenden Betrieben auf der Basis sicherer Grenzwerte für die Umweltluft.
8. Lebenslange obligatorische ärztliche Überwachungsuntersuchungen für Anwohner von solchen Werken und für Familienangehörige jedes Asbestarbeiters, soweit er mit ihnen zusammenlebt.
9. Schaffung einer geordneten nicht staubenden Deponie für Asbestabfallprodukte.
10. Aufklärung aller Wirtschaftsleiter, Gewerkschaftsfunktionäre und Werktätigen unter besonderer Berücksichtigung der Sicherheitsinspektoren über die Gefahr durch und den Schutz vor Asbeststäuben.

Zusammenfassung

Asbest findet wegen seiner vielfältigen Eigenschaften weite Anwendung in der Technik und Industrie. Seine fibrogenen und kanzerogenen Eigenschaften sind bekannt. Sie machen Asbest zu einem gefährlichen Arbeitsstoff für den Werktätigen. Auch in kommunalhygienischer Sicht verdient die Asbestproblematik Beachtung. Die potentiellen Gefahren durch Asbeststaub als atmosphärischer

Schadstoff sind aber grundsätzlich beherrschbar. Es werden Schlußfolgerungen für die Vorbeugung und Bekämpfung des Gesundheitsrisikos gezogen.

Summary

The importance of asbestos as harmfull material in the atmosphere.

The use of asbestos is widespread in the technique and the industry. The fibrogenic and cancerogenic properties of asbestos are well known. Therefore, asbestos, is a harmfull material. The aspects of exposure to asbestos in the environment are note worthy. At present the health risks due to asbestos in the air of towns are very low. Some conclusions are drawn in relation to health protection.

Literatur

[1] Anspach, M.: Extrathorakale Asbestkrebse. Radiobiol.-Radiother. **15** (1971) 253–257.

[2] Beck, B., Irmscher, G.: Schadstoff Asbest — Übersichtsreferat. Z. Erkr. Atm. **144** (1976) 107–128.

[3] Bittersohl, G.: Epidemiologische Untersuchungen zur Häufigkeit und Latenzzeit von asbestinduzierten Hyalinosen, Fibrosen und Mesotheliomen. Z. ges. Hyg. **21** (1975) 369–371.

[4] Bohlig, H., Dalquen, P., Hain, E.: Epidemiologie asbestbedingter Gesundheitsschäden. Der Internist **13** (1972) 318–325.

[5] Burilkov, T., Babadjov, L.: Ein Beitrag zum endemischen Auftreten doppelseitiger Pleuraverkalkungen. Prax. Pneumol. **24** (1970) 433–438.

[6] Cook, M. P., Grass, G. E., Tucker, J. H.: Asbestiform amphibole minerals: detection and measurement of high concentrations in municipal water supplies. Science **185** (1974) 853–855.

[7] Cuthbert, J.: Die Gefahren des Asbest für die Allgemeinheit. MMW **25** (1967) 1369–1372.

[8] Davis, J. M. G.: The use of animal experiments in the study of asbestos bioeffects. Hefte zur Unfallheilkunde, Heft **126** (1976) 564–574.

[9] Fenker, E.: Auftreten von Asbeststaub beim Tragen asbesthaltiger Körperschutzmittel. Berufsgenossenschaft **27** (1975) 171–176.

[10] Gibel, W., Lohs, Kh., Horn, K. H., Wildner, G. P., Hoffmann, F.: Tierexperimentelle Untersuchungen über eine kanzerogene Wirkung von Asbestfiltermaterial nach oraler Aufnahme. Geschwulstforschung **46** (1976) 437–442.

[11] Ginzburg, E. A.: X-ray picture of non professional pleura asbestosis. Radiol. diagn. **114** (1973) 307–312.

[12] Gräf, W.: Gefährdung durch kanzerogene Substanzen in der Umwelt. Öff. Gesundh.-Wesen **33** (1971) 121–133.

[13] Gross, P., Harley, R. A., Davis, J. M. G., Cralley, L. J.: Mineral Fiber content of human lungs. Amer. ind. Hyg. Assoc. J. **35** (1975) 148–151.

[14] Heidermanns, G., Kühnen, G., Schütz, A., Prochazka, R.: Staubkonzentrationen

beim Herstellen asbesthaltiger Reibbeläge und deren Bearbeitung in Kfz-Werkstätten. Staub — Reinhalt. Luft **35** (1975) 433—436.

[15] Irmscher, G.: Staublungenkrankheiten. Z. Erkr. Atm. **141** (1974) 3—6.

[16] Jacob, G.: Asbest als Umweltkanzerögen. Z. Erkr. Atm. **142** (1975) 3—17.

[17] Keen, R. C., Mumford, C. J.: A preliminary study of hazards to toxic waste disposal operators on ten land. Ann. occup. Hyg. **18** (1975) 213—228.

[18] Kogan, F. M.: Zur Frage der Normierung asbesthaltiger Stäube in der Luft der Arbeitsräume (Original russisch). Sbornik naučnych trudov V. 2. Moskva 1974. 245—256.

[19] Kogan, F. M., Guselnikova, N. A., Gulevskaja, M. R.: Über die Ursachen, die den Tod von Asbestosekranken hervorrufen (Original russ.). Gig. truda II. 4 (1971) 43—46.

[20] Kogan, F. M., Morozova, K. I., Pylev, L. N.: Über die karzinogene Wirkung von Chrysotile-Asbest-Staub in Experimenten (Original russisch). Gig. truda **19** (1975) 6, 31—34.

[21] Kogan, F. M., Valagov, A. G., Bunimovič, G. I.: Die hygienische Bewertung der Produktion von Magnesiumarfvednosit-Asbest (Original russisch). Gig. truda **14** (1970) 10, 45—47.

[22] Le Bouffant, L., DuriF, S., Martin, J. C., Nordman, C., Tichoux, G.: L'isolement des particules fibreuses d'origine pulmonaire et leur identification par diffraction des rayons x et des electrons. Rev. Tubercul. Pneumolog. **36** (172) 1237—1248.

[23] Lüchtrath, H., Schmidt, K. G.: Über Tackum und Steatit, ihre Beziehungen zum Asbest sowie ihre Wirkung beim intratrachealen Tierversuch an Ratten. Beitr. Silikoseforschung Heft 61 (1959) 1—60.

[24] McDonald, J. C.: Problems in the determination of safety standards for asbestos-exposed workers. Hefte zur Unfallheilkunde, Heft 126 (1976) 603—607.

[25] Donald, J. C., Becklake, M. R.: Asbestos-related disease in Canada. Hefte zur Unfallheilkunde **126** (1976) 521—535.

[26] Newhouse, M. L.: Asbestos in the work place and the community. Ann. occup. Hyg. **16** (1973) 79—107.

[27] Newhouse, M. L.: Asbestos, smoking, and lung cancer. Hefte zur Unfallheilkunde, Heft 126 (1976) 545—547.

[28] Newhouse, M. L., Berry, G.: Asbestos and laryngeal carcinoma. Lancet (1973) 615—617.

[29] Newhouse, M. L., Berry, G., Wagner, J. C., Turok, M. E.: A study of the mortality of female asbestos workers. Brit. J. industr. Med. **29** (1972) 134—141.

[30] Nizze, H.: Zur Häufigkeit sogenannter Asbestkörperchen in menschlichen Lungen. Int. Arch. Arbeitsmedizin **28** (1971) 71—82.

[31] Otto, H.: Mesotheliom und Asbestexposition. Hefte zur Unfallheilkunde. Heft 126 (1976) 555—559.

[32] Planeydt, H. T.: Disease possibility caused by asbestos. Hefte zur Unfallheilkunde. Heft 126 (1976) 607—609.

[33] Pott, F.: Die Bedeutung der Größe inhalierbarer Fasern für ihre tumorerzeugende Wirkung. Hefte zur Unfallheilkunde, Heft 126 (1976) 593—624.

[34] Rohl, A. N., Langer, A. M., Selikoff, I. J., Nicholson, W. J.: Exposure to asbestos in the use of consumer spackling, patching, and taping compounds. Science 189 (1975) 551—553.

[35] Sarrazin, W.: Gesundheitliche Risiken durch Asbest — Industrielle und allgemeine Expositionsmöglichkeiten. Prax. Pneumol. 28 (1974) 370—388.
[36] Selikoff, I. J.: Epidemiologic investigations of asbestos — exposed workers in the United States. Hefte zur Unfallheilkunde, Heft 126 (1976) 512—520.
[37] Selikoff, I. J., Hammond, E. C., Churg, J.: Asbestos exposure, smoking, and neoplasia. JAMA 204 (1968) 106—112.
[38] Sturm, W.: Pleuramesotheliome und Asbestexposition. Z. Erkr. Atm. 141 (1974) 24—30.
[39] Woitowitz, H. J.: Die Bedeutung des Asbests für die Arbeitsmedizin und Ökologie. Dtsch. med. Wschr. 97 (1972) 346—351.
[40] Asbestos: Health risks and their prevention. Occupational Safety and Health Series, Geneva ILO 1974, 1—97.
[41] Biological effects of asbestos. Editors: P. Bogovski, J. C. Gilson, v. Timbrell, J. C. Wagner, IARC Scientific Publications No. 8, Lyon 1973.
[42] Statistisches Jahrbuch der DDR 1975. Staatsverlag der DDR, Berlin (1976) 284 ff.

E. Barthel

Lungenkrebs und Lungenfibrose beim beruflichen Umgang mit Pestiziden

Summary

Bronchial cancer and lung fibrosis in professional exposure to pesticides

Chronic damages of the lungs by professional pesticide-exposure are relatively unknown.

In view of the worldwide increasing use of pesticides, the knowledge of such damages is necessary by therapeutic, prophylactic and medico-legal reasons.

Maligne lung tumors and lung fibrosis are heavy consequences of a possible chronic lung damage as a result of pesticides.

Experimental, clinical and epidemiological literature findings about connection between exposure to pesticides and development of lung tumors and lung fibrosis are represented. These findings will be complete by own epidemiological and clinical examinations in long-term combined exposed pesticide workers in agriculture with high incidence of lung cancers, lung dystrophy and lung fibrosis.

Zusammenfassung

Chronische Schädigungen der Lungen durch berufliche Pestizid-Exposition sind noch relativ wenig erforscht. Ihre Kenntnis ist jedoch wegen der weltweiten starken Intensivierung des chemischen Pflanzenschutzes aus diagnostischer, therapeutischer, prophylaktischer und versicherungsrechtlicher Sicht dringend erforderlich.

Maligne Lungentumoren und Lungenfibrosen stellen besonders schwerwiegende Folgen einer möglichen chronischen Lungenschädigung durch Pestizide dar.

Aus der Literatur werden tierexperimentelle, klinische und epidemiologische Untersuchungsergebnisse hinsichtlich der Zusammenhänge zwischen Pestizidexposition und Entwicklung von Lungengeschwülsten und Lungenfibrosen dargelegt. Diese Befunde werden durch eigene epidemiologische und klinische Untersuchungen bei langjährig kombiniert pestizid-exponierten Werktätigen in der Landwirtschaft, die eine erhöhte Inzidenz an Bronchialkarzinomen, progressiven Lungendystrophien und Lungenfibrosen feststellten, ergänzt.

Die Notwendigkeit des Einsatzes von Pestiziden mit dem Ziel einer kontinuierlichen Steigerung der Pflanzenproduktion und damit der Sicherstellung der menschlichen Ernährung wird heute kaum noch in Zweifel gezogen. Meinungsverschiedenheiten um das Für und Wider des chemischen Pflanzenschutzes liegen daher weniger im prinzipiellen Bereich, sondern betreffen vorwiegend quantitative und qualitative Aspekte der Schädlingsbekämpfung. Die weltweite Anwendung von Pestiziden hat bereits riesige Dimensionen erreicht und ist in ihrer weiteren Entwicklung noch nicht zu übersehen. Der jährliche Pestizid-Verbrauch in der Welt liegt z. Z. bei etwa 2 Millionen Tonnen [48]. In der DDR wurden 1975 laut Statistischem Jahrbuch [42] 22 480 Tonnen Pflanzenschutzmittel an die Landwirtschaft ausgeliefert. Seit 1965 bedeutet dies eine Steigerung auf etwa das 3fache.

Mit der Orientierung auf den „integrierten Pflanzenschutz“, in dem kulturtechnische, biologische und chemische Verfahren paritätisch bei der Schaderreger-Bekämpfung vereinigt werden, ist man hierzulande bemüht, dem chemischen Pflanzenschutz und damit auch seinen nicht zu unterschätzenden Nebenwirkungen auf das Ökosystem, die notwendigen Grenzen abzustecken [48].

In der Humanmedizin haben Fragen der chronischen Toxizität von Pestiziden

Tabelle 1

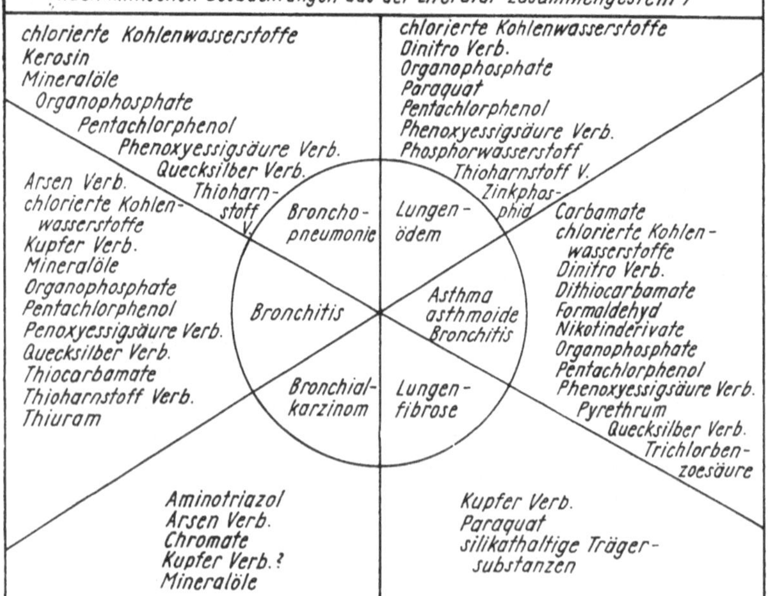

Zusammenhänge zwischen bronchopulmonalen Erkrankungen und Pestizidexposition (nach klinischen Beobachtungen aus der Literatur zusammengestellt)

gegenüber deren mehr oder weniger gut bekannten akuten Nebenwirkungen bei professioneller Exposition eine klare Priorität gewonnen. Obwohl bei beruflicher Exposition das bronchopulmonale System neben der Haut die Haupteintrittspforte für Pestizide in den Körper darstellt, verfügen wir an diesem Organ bisher insbesondere bezüglich chronischer Nebenwirkungen nur über relativ wenige gesicherte Kenntnisse. In Tab. 1 wurde versucht, aus der zugänglichen Literatur die wesentlichen bekanntgewordenen klinischen Bezüge zwischen Pestizid-Exposition und bronchopulmonalen Erkrankungen ohne Anspruch auf Vollständigkeit zusammenzufassen.

Im weiteren wollen wir uns speziell mit der kanzerogenen und fibrogenen Wirkung von Pestiziden am Atmungssystem beschäftigen.

1. Pestizide und Lungenkrebs

1.1. Tierexperimentelle Untersuchungen (Tab. 2)

Arsen stellt die erste Substanz mit pestiziden Eigenschaften dar, bei der die tierexperimentelle Erzeugung pulmonaler Geschwülste gelang [7, 40]. Cholewa erzeugte bei 2 von 20 Mäusen nach mehrjähriger peroraler Zufuhr von täglich 0,052 mg Arsen ein Sarkom und eine epithelaile Geschwulst. Bei den Versuchen von Schinz erkrankte von 4 Kaninchen ein Versuchstier nach intraossärer Deponierung von 0,1 gr Arsen an einem Riesenzellsarkom der Lungen.

Wegen der umfangreichen Anwendung von Carbamaten im Pflanzenschutz hat die Beobachtung von Nettleship und Mitarb. [29] über die Verursachung von Lungenadenomen bei Mäusen durch intraperitoneale Applikation von Ethylcarbamat (Urethan) aktuelle Bedeutung erlangt. Die Befunde wurden später durch zahlreiche andere Autoren bestätigt [2, 22, 25, 26, 31, 43], wobei der Effekt auch bei Verwendung von n-Propyl- und Isopropylcarbamat sowie bei peroraler Applikation von Ethylcarbamat auftrat. Innes und Mitarb. [21] berichteten über die Induktion von Adenomen bei Mäusen durch ein Carbamat-Derivat „Avadex". Aus der Reihe der chlorierten Kohlenwasserstoffe liegen Berichte über kanzerogene Wirkungen am Atemtrakt von Aldrin und Dieldrin [12] sowie DDT [36, 44] vor.

Auf die Gesamtproblematik der tierexperimentellen Kanzerogenität von Pestiziden kann in diesem Rahmen nicht näher eingegangen werden. Es sei auf die Arbeiten von Durham und Williams [9], Falk und Mitarb. [10], Gibel und Mitarb. [16], Hueper [20] sowie Kay [23] verwiesen.

1.2. Klinisch-epidemiologische Beobachtungen

Die ersten klinischen Beobachtungen von Lungenkrebs im Zusammenhang mit beruflicher Pestizid-Exposition gehen ebenfalls auf Arsen zurück. In mehreren deutschen und französischen Weinbaugebieten entdeckte man unter den ansässigen

Tabelle 2
Literaturübersicht über die tierexperimentelle Induktion bronchopulmonaler Geschwülste durch Pestizid-Wirkstoffe und analoge Verbindungen

Verfasser	Versuchstiere	Mittel	Applikation	Geschwulstart
CHOLEWA (1935)	Mäuse	Arsen	peroral	Sarkom, epithel. Geschwulst
SCHINZ et al. (1942)	Kaninchen	Arsen	intraossär	Riesenzell-sarkom
NETTLESHIP et al. (1943)	Mäuse	Ethyl-carbamat	intraperit.	Adenome
ORR (1947)	Mäuse	Ethyl-carbamat	intraperit.	Adenome
LARSEN (1947)	Mäuse	Ethyl-n-Propyl-Isopropyl-carbamat	intraperit.	„pulm, Geschwülste“
JAFFE et al. (1947)	Ratten	Ethyl-carbamat	peroral intraperit.	Adenome
MALMGREN et al. (1953)	Mäuse	Ethyl-carbamat	intraperit.	„pulm, Geschwülste“
BALO (1957)	Mäuse	Ethyl-carbamat	intraperit.	Adenome
TANNENBAUM (1962)	Mäuse	Ethyl-carbamat	peroral	Adenome, Adenomatose, Pflasterzell-Ca
FITZHUGH et al. (1964)	Ratten	Aldrin Dieldrin	peroral	Lymphosarkome
RADOMSKI et al. (1965)	Ratten	DDT	peroral	„pulm, Geschwülste“
TARJAN et al. (1968)	Mäuse	DDT	peroral	Adenokarzinome
INNES et al. (1969)	Mäuse	Avadex (Carbamat)	peroral	Adenome

Winzern, die massiv arsenhaltigen Pestiziden ausgesetzt waren, eine stark erhöhte Inzidenz an bösartigen Tumoren, speziell an Haut- und Bronchialkarzinomen. In vielen Fällen traten für Arsenkrebs typische Multikarzinome auf. Entsprechende Mitteilungen stammen von BRAUN [5], DENK und Mitarb. [8], GALY und Mitarb. [15], HESS [19], POIRIER und Mitarb. [35] und ROTH [39]. In jüngster Zeit teilten amerikanische Autoren [32] eine signifikant erhöhte Bronchialkarzinom-Inzidenz unter ehemaligen Mitarbeitern eines Betriebes mit, in dem verschiedene arsenhaltige Insektizide hergestellt wurden. Von 173 Exponierten starben 28 an Bronchialkrebs.

Es soll jedoch nicht unerwähnt bleiben, daß auch Berichte über negative Korrelationen vorliegen. So konnten NELSON und Mitarb. [28] in einer follow-up Studie an 1231 langjährig Arsen exponierten Sprayern in Wenatchee (USA) keine erhöhte Bronchialkarzinom-Inzidenz feststellen.

1974 berichteten AXELSON und Mitarb. [1] in einer epidemiologischen Untersuchung über eine signifikant erhöhte Tumorinzidenz unter Amitrol exponierten schwedischen Eisenbahnarbeitern, wobei auch Bronchialkrebse beobachtet wurden. Amitrol (DDR: Azaplant) erwies sich in mehreren Studien auch tierexperimentell als kanzerogene Substanz mit bevorzugter Induktion von Schilddrüsengeschwülsten [14, 21]. Eine erhöhte Inzidenz an Bronchialkarzinomen bei Patienten mit „Vineyard sprayer's lung", die jahrelang kupferhaltigen Pestiziden exponiert waren, wurde unlängst von VILLAR [47] beschrieben.

Der Einsatz bestimmter Trägersubstanzen (Mineralöle, asbesthaltige Mineralien) und von Chromaten im Waldschutz birgt nach KAY [23] ebenfalls eine kanzerogene Gefährdung des Anwendungspersonals in sich.

1.3. Eigene epidemiologische Untersuchungen

Die kasuistische Beobachtung mehrerer Bronchialkarzinom-Fälle unter langzeitlich Pestizid exponierten Pflanzenschutzwarten und Agronomen veranlaßte uns 1976 zur Durchführung einer epidemiologischen Studie an einem größeren Exponiertenkreis im Bezirk Neubrandenburg [4]. Dabei wurden unter 316 langjährig Exponierten insgesamt 30 Fälle mit malignen Geschwülsten ermittelt. Unter diesen 30 Tumorfällen befanden sich 11 Bronchialkarzinome. Die übrigen Geschwülste verteilten sich auf andere innere Organe und auf die Haut. Im Vergleich mit der zu erwartenden altersspezifischen Inzidenz an Bronchialkarzinomen im Bezirk Neubrandenburg ergab sich mit der eruierten Zahl eine Erhöhung der Erkrankungshäufigkeit auf etwa das 20fache (Tab. 3) Die Differenz zwischen erwarteter und beobachteter Erkrankungshäufigkeit ist nach Prüfung mit den „Neuen graphischen Tafeln zur Beurteilung statistischer Zahlen" von S. KOLLER (4. Auflage, Steinkopff Verlag Darmstadt, 1969) statistisch signifikant. Die Probanden waren generell simultan oder sukzessiv mehreren Pestiziden ausgesetzt,

Tabelle 3
Inzidenz an Bronchialkrebs bei Männern über 25 Jahre

Alter	Bezirk Neubrandenburg Inzidenz/100 000	Anzahl	Pestizid-Exponierte Bronchialkrebs beob.	erwartet
20–	–	5	–	–
30–	–	28	–	–
35–	8,9	34	1	0,0030
40–	–	30	–	–
45–	53,3	22	–	0,0117
50–	85,5	25	–	0,0214
55–	281,2	25	2	0,0703
60–	316,8	31	2	0,0982
65–	460,0	40	3	0,1840
70–	363,7	23	2	0,0837
75–	308,0	17	–	0,0524
80–	330,9	6	–	0,0198
85–	205,8	–	–	–
		285	10	0,5445

darunter auch folgenden Wirkstoffgruppen, die bezüglich einer kanzerogenen Wirkung als äußerst bedenklich angesehen werden müssen: chlorierte Kohlenwasserstoffe, organische Phosphorverbindungen, kupferhaltige Fungizide, Thiocarbamate und Arsen. Es ist mit großer Wahrscheinlichkeit anzunehmen, daß die statistisch gesicherte erhöhte Krebsmorbidität in der Untersuchungsgruppe auf die prolongierte synergistische Einwirkung derartiger Substanzen zurückzuführen ist.

2. *Pestizide und Lungenfibrose*

Diffuse Lungenfibrosen stellen das gemeinsame Endresultat einer Vielzahl ätiopathogenetisch differenter krankhafter Prozesse im Lungeninterstitium dar. Von Gould und Dalrymple [17] wurden bereits 1959 150 ursächliche Faktoren für die Entwicklung diffuser Lungenfibrosen zusammengestellt, deren Zahl sich in der Zwischenzeit weiter erhöht haben dürfte.

Eindeutig Pestizid-induzierte Lungenfibrosen sind bisher unter der Bezeichnung „Paraquat-Lunge“ und „Vineyard sprayer's lung“ bekannt geworden. Außerdem wurden vereinzelt Lungenfibrosen beschrieben [24], die in der Pestizid-Produktion beim Formulieren mit silikathaltigen Trägersubstanzen (Schiefermehl, Kaolin, Talkum u. ä.) entstanden.

2.1. „Paraquat-Lunge“

Paraquat (Handelsname: Gramoxone®) ist ein Totalherbizid, das bevorzugt zur Entlaubung und Unkrautbekämpfung eingesetzt wird. Es ist chemisch ein 1,1'-dimethyl-4,4' dipyridilium Dichlorid mit starken Redoxeigenschaften. Nach peroraler Aufnahme, die entweder akzidentell oder in suizidaler Absicht erfolgt, kommt es zu einem Vergiftungsbild mit charakteristischem klinischen Stadienablauf, an dessen Ende eine irreversible alveoläre und interstitielle Lungenfibrose steht [18]. Trotz aller Therapieversuche, die bevorzugt auf eine schnelle Elimination der Substanz aus dem menschlichen Organismus abzielen (forcierte Diurese, Gabe von Adsorbentien, Hämodialyse), kommt die Mehrzahl der Patienten innerhalb weniger Tage an einer progressiven respiratorischen Insuffizienz ad exitum.

Funke und Mitarb. [13] berichteten vor kurzem über die erste bekannt gewordene tödlich verlaufene akzidentelle Vergiftung in der DDR bei einem 9jährigen Knaben. Der pathogenetische Mechanismus der Entwicklung der akuten Paraquat-Fibrose ist noch umstritten. Verschiedene Autoren sind der Ansicht, daß die primäre Schädigung an der alveolokapillären Membran durch Peroxidbildung erfolgt [6, 30]. Andere Autoren sehen den Angriffspunkt in einer Beeinflussung des Surfactant durch Synthesestörung oder durch Zerstörung der granulären Pneumonozyten, der Produktionsstätte des Surfactant [27, 38, 41, 45]. In der tierexperimentellen Forschung wird die akute Paraquat-Lunge zunehmend als Studienmodell für das „Respiratory distress syndrom“ herangezogen [27, 37].

2.2. „Vineyard sprayer's lung“

Pimentel und Marqúas [33] beschrieben 1969 die ersten Fälle einer diffusen Lungenfibrose, die durch langjährige Inhalation der „Bordeaux mixture“, einer 1—2,5%igen Lösung aus Kupfersulfat und Löschkalk, ausgelöst wurde. Sie gaben der Erkrankung, die bei entsprechend exponierten Sprayern in Weinbaugebieten auftrat, die Bezeichnung „Vineyard sprayer's lung“. Es handelt sich nach pathologisch anatomischen, histochemischen und tierexperimentellen Untersuchungen um eine durch inhalative Kupferinkorporation ausgelöste fibrosierende Granulomatose der Lunge unter Mitbeteiligung von Leber und Nieren [34, 46, 47]. Klinisch und röntgenologisch lassen sich eine subklinische, eine akute und eine chronische Verlaufsform abgrenzen. Die chronische Form zeigt ihrerseits als Verlaufsvarianten eine sogenannte „tumor-like Form“ und eine diffuse progressive Fibrose vom Hamman-Rich-Typ.

2.3. Eigene Beobachtungen

Unsere ersten beobachteten Fälle von Lungenfibrosen bei langjährig Pestizid exponierten Pflanzenschutzwarten und Schädlingsbekämpfern haben wir 1974 publiziert [3]. Hierbei fielen zwei unterschiedliche röntgenmorphologische Bilder auf: 1. ein silikoseähnliches Bild mit vorwiegend in der Lungenperipherie lokalisierten nodulären Verdichtungen und 2. diffuse, fleckig streifige Lungenveränderungen unterschiedlicher Graduierung mit Zeichen eines diffusen Lungenemphysems.

Inzwischen verfügen wir über weitere Beobachtungen, bei denen die emphysematösen Lungenveränderungen das röntgenmorphologische Bild weitestgehend beherrschen. Die Rarefizierung der Lungenstruktur beginnt im Bereich der Oberlappen unter Bevorzugung der rechten Seite und greift deszendierend auf die übrigen Lungenabschnitte über (Abb. 1—3). Dieser fortschreitende Parenchym-

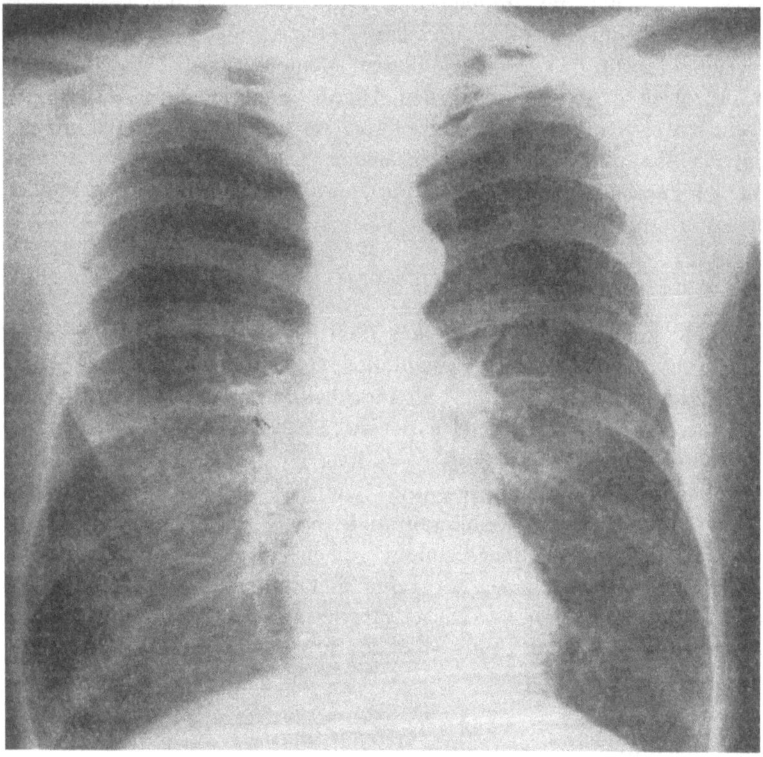

Abb. 1 Pat. A. F., 45 Jahre, Schädlingsbekämpfer. Rarefizierung der Lungenstruktur im rechten Oberlappen. Beginnende Dystrophie im linken Oberlappen. Geringe diffuse streifige Verschattung in den übrigen Lungenpartien

schwund kann analog dem Hamman-Rich-Syndrom von einer progressiven Fibrosierung in den abhängigen Lungenpartien begleitet sein (Abb. 4). Es liegt der begründete Verdacht nahe, daß die langdauernde Einwirkung multipler chemischer Irritantien in der Pathogenese dieser Veränderungen eine entscheidende Rolle spielt. Die Beziehungen zwischen langjähriger Pestizid-Exposition und Inzidenz von Bronchialkrebs und Lungenfibrose werden gegenwärtig im Rahmen des Forschungsverbandes Geschwulstkrankheiten in weiteren Bezirken der DDR untersucht.

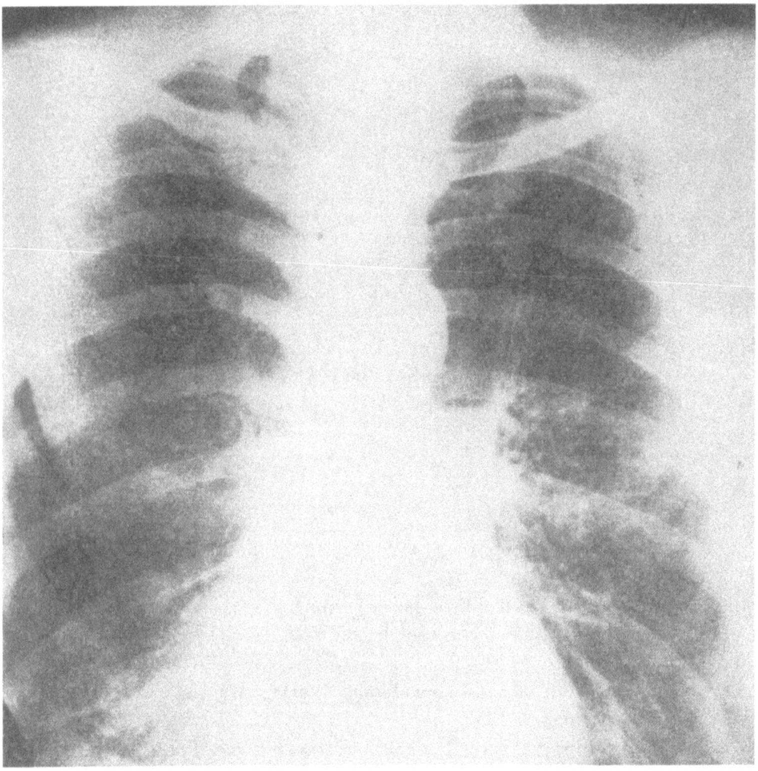

Abb. 2 Pat. H. R., 51 Jahre, Schädlingsbekämpfer. Weitgehender Strukturverlust der rechten Lunge mit Hiluskompression. Geringe Überstrahlung des linken Oberfeldes. Vermehrte streifige Zeichnung im rechten Herz-Zwerchfellwinkel und im linken Mittel-Unterfeld

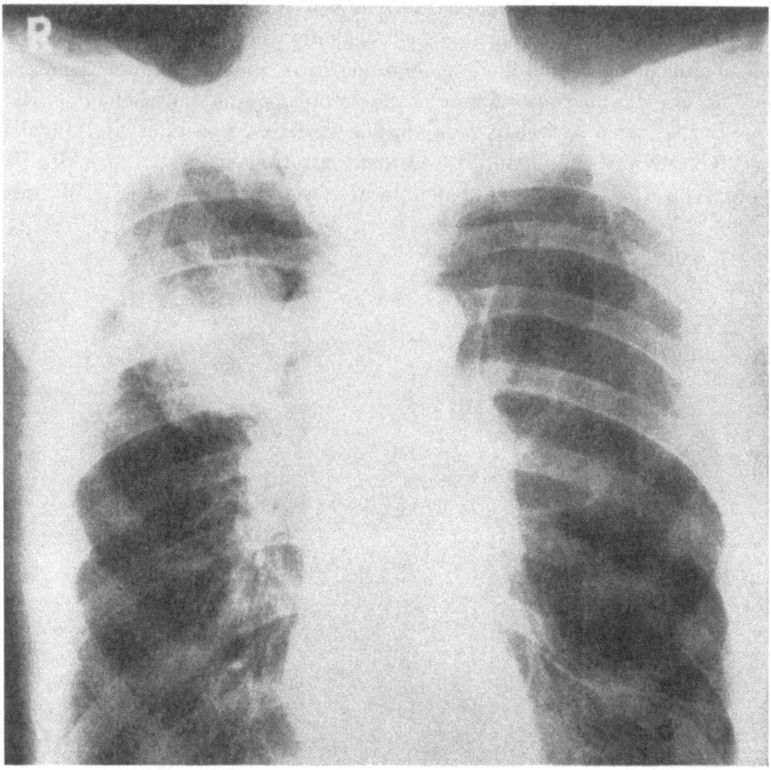

Abb. 3 Pat. W. S., 57 Jahre, Pflanzenschutz. Doppelseitiges mittelgrob- bis grobblasiges Lungenemphysem. Streifige Lungenfibrose linker Unterlappen. Bronchialkarzinom rechter Ober-Mittellappen (undifferenziertes polymorphzelliges Karzinom). Autoptisch gesichert

Literatur

[1] Axelson, O., Sundell, L.: Herbicide exposure, mortality and tumor incidence. An epidemiological investigation on Swedish railroad workers. Work, Environm., Health **11** (1974), 21.

[2] Balo, J.: Lungenkarzinom und Lungenadenom. Verlag der Ungarischen Akademie der Wissenschaften, Budapest 1957.

[3] Barthel, E.: Lungenfibrosen beim beruflichen Umgang mit Pflanzenschutzmitteln. Z. Erkr. Atm.-Org. **141** (1974), 7.

[4] Barthel, E.: Gehäuftes Vorkommen von Bronchialkrebs bei beruflicher Pestizidexposition in der Landwirtschaft. Z. Erkr. Atm.-Org. **156** (1976), 266.

[5] Braun, W.: Krebs an Haut und inneren Organen, hervorgerufen durch Arsen. Dtsch. med. Wschr. **20** (1958), 807.

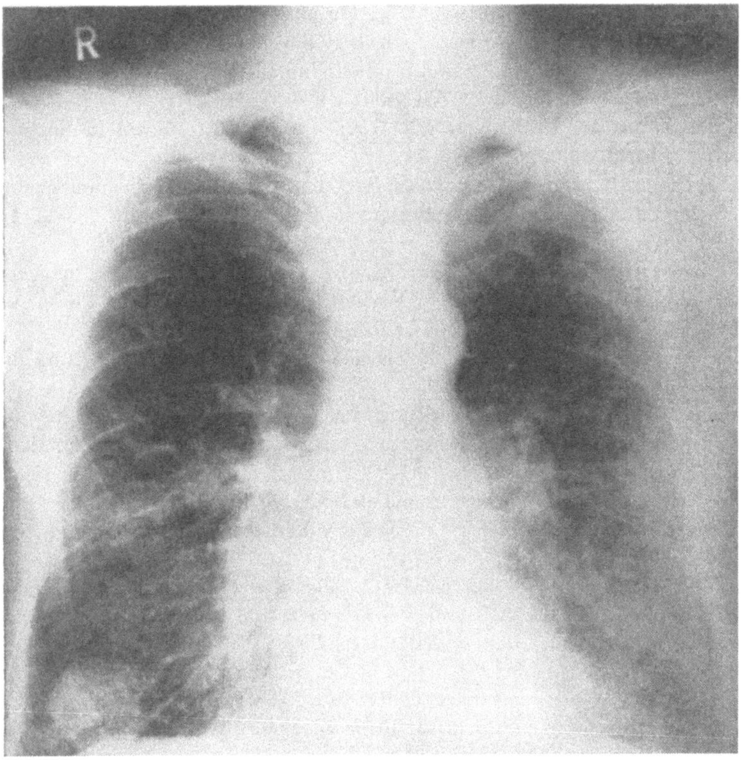

Abb. 4 Pat. F. M., 69 Jahre. Pflanzenschutzwart. Diffuse interstitielle Lungenfibrose mit physematöser Umwandlung der Oberlappen, besonders rechts. Rundherdartiges Bronchialkarzinom im rechten Unterlappen (Plattenepithelkarzinom) und Tumorinfiltrat im linken Oberlappen (adenoides Narbenkarzinom). Autoptisch gesichert

[6] Brooks, R. E.: Ultrastructure of lung lesions produced by ingested chemicals. I. Effect of the herbicide paraquat on mouse lung. Lab. Invest **25** (1971), 536.

[7] Cholewa, J.: Experimentelle Blastome allein durch chronische Arsenvergiftung. Z. Krebsforsch. **41** (1935), 497.

[8] Denk, R., Holzmann, H., Lange, H. J., Greve, D.: Late disorders caused by arsenic in postmortem examined winegrowers of the Mosel region. Med. Welt **11** (1969), 557.

[9] Durham, W. F., Williams, C. H.: Mutagenic, teratogenic and carcinogenic 6022 properties of pesticides. Ann. Rev. Entomol. **17** (1972), 123.

[10] Falk, H. L., Thompson, S. J., Kotin, P.: Carcinogenic potential of pesticides. Arch. Environ. Health **10** (1965), 847.

[11] Fitzhugh, O. G., Nelson, A. A.: Chronic oral toxicity of DDT. J. Pharmacol. Exp. Ther. **89** (1947), 18.

[12] Fitzhugh, O. G., Nelson, A. A., Quaife, M. L.: Chronic oral toxicity of aldrin and dieldrin in rats and dogs. Food Cosmet. Toxicol. **2** (1964), 551.

[13] Funke, K., Göhler, G., Futh, U., Lignitz, E.: Zur Klinik, Therapie und Morphologie der Paraquatvergiftung. Dt. Gesundh.-Wesen **31** (1976), 2143.

[14] Gaines, T. B., Kimbrough, R. D., Linder, R. E.: The toxicity of amitrol in the rat. Toxicol. Appl. Pharmacol. **26** (1973), 118.

[15] Galy, P., Touraine, R., Brune, J., Roudier, P., Gallois, P.: Le cancer pulmonaire d'origine arsenicale des vignerons du Beaujolais. J. Franc. Med. Chir. Thorac. **17** (1963), 303.

[16] Gibel, W., Lohs, Kh., Wildner, G. P., Ziebarth, D., Stieglitz, R.: Über die kanzerogene, hämatotoxische und hepatotoxische Wirkung pestizider organischer Phosphorverbindungen. Arch. Geschwulstforsch. **41** (1973), 311.

[17] Gould, D. M., Dalrymple, G. V.: A radiological analysis of disseminated lung disease. Amer. J. med. Sci. **238** (1959), 621.

[18] Grabensee, B.: Klinik der Paraquatvergiftung. Pneumonologie **150** (1974), 173.

[19] Hess, H.: Arseninhalation und Bronchialkarzinom bei Winzern. Arch. Klin. Chir. **283** (1956). 274.

[20] Hueper, W. C.: Occupational and environmental cancers of the respiratory system. Recent Results in Cancer Research No. 3. Springer Verlag, Berlin, Heidelberg, New York, 1966.

[21] Innes, J. R. M., Ulland, B. M., Valerio, M. G., Petrucelli, L., Fishbein, L., Hart, E. R., Pallotta, A. J.: Bioassay of pesticides and industrial chemicals for tumorigenicity in mice: A preliminary note. J. Nat. Cancer Inst. **42** (1969), 1101.

[22] Jaffe, W. G., Jaffe, R.: Carcinogenic action of Ethyl Carbamate on rats, including histological findings in lungs and livers. Cancer Res. **7** (1947), 107.

[23] Kay, K.: Occupational cancer risks for pesticide workers. Environm. Res. **7** (1974), 243.

[24] Kneidel, H.: Das Auftreten von Silikose bei der Herstellung von Pflanzenschutzmitteln. Zbl. Arb.-Med. u. Arb.-Schutz **15** (1965), 162.

[25] Larsen, C. D.: Evalution of carcinogenicity of a series of esters of carbamic acid. J. Nat. Cancer Inst. **8** (1947), 99.

[26] Malmgren, R. A., Saxen, E. A.: Studies of the carcinogenic effect of Urethan on transplanted lung tissue in strain A mice. J. Nat. Cancer Inst. **14** (1953), 411.

[27] Manktelow, B. W.: The loss of pulmonary surfactant in paraquat poisoning: a model for the study of the respiratory distress syndrome. Brit. J. exper. Pathol. **48** (1967), 366.

[28] Nelson, W. C., Lykins, M. H., Mackey, J., Newill, V. A., Finklea, J. F., Hammer, D. I.: Mortality among orchard workers exposed to lead arsenate spray: a cohort study. J. chronic Dis. **26** (1973), 105.

[29] Nettleship, A., Henshaw, P. S.: Induction of pulmonary tumors in mice with Ethyl Carbamate (Urethane). J. Nat. Cancer Inst. **4** (1943), 309.

[30] Nienhaus, H., Ehrenfeld, M.: Zur Pathogenese der Lungenerkrankung durch Paraquat. Beitr. Path. **142** (1971), 244.

[31] Orr, J. W.: The induction of pulmonary adenomata in mice by Urethane. Brit. J. Cancer **1** (1947), 311.

[32] Ott, M. G., Holder, B. B., Gordon, H. L.: Respiratory cancer and occupational exposure to arsenicals. Arch. environm. Health **29** (1974), 250.

[33] PIMENTEL, J. C., MARQUES, F.: "Vineyard sprayer's lung ": a new occupational disease. Thorax 24 (1969), 678.

[34] PIMENTEL, J. C., MENEZES, A. P.: Liver granulomas containing copper in vineyard sprayer's lung. A new etiology of hepatic granulomatosis. Amer. Rev. Respirat. Dis. **111** (1975), 189.

[35] POIRIER, R., FAVRE, R., KLEISBAUER, J. P., INGENITO, G., PAOLI, J., LAVAL, P., SERAFINO, X.: Carcinome bronchique primitif chez un vigneron. Role des arseniates. Nouv. Presse med. **2** (1973), 91.

[36] RADOMSKI, J. L., DEICHMANN, W. B., MACDONALD, W. E., GLASS, E. M.: Synergism among oral carcinogens. I. Results of the simultaneous feeding of four tumorigens to rats. Toxicol. Appl. Pharmacol. **7** (1965), 652.

[37] ROBERTSON, B., ENHÖRNING, G., IVEMARK, B., MALMQVIST, E., MODÈE, J.: Experimental respiratory distress induced by paraquat. J. Path. **103** (1971), 239.

[38] ROBERTSON, B., GROSSMANN, G., IVEMARK, B.: The alveolar lining layer in experimental paraquat poisoning. Acta Pathol. Microbiol. Scand. **84** (1976), 40.

[39] ROTH, F.: Über die chronische Arsenvergiftung der Moselwinzer unter besonderer Berücksichtigung des Arsenkrebses. Z. Krebsforsch. **61** (1956), 287.

[40] SCHINZ, H. R., UEHLINGER, E.: Der Metallkrebs. Ein neues Prinzip der Krebserzeugung. Z. Krebsforsch. **52** (1942), 425.

[41] SMITH, P., HEATH, D., KAY, J. M.: The pathogenesis and structure of paraquat-induced pulmonary fibrosis in rats. J. Pathol. **114** (1974), 57.

[42] Statistisches Jahrbuch der Deutschen Demokratischen Republik 1976. Staatsverlag der DDR, Berlin 1976.

[43] TANNENBAUM, A., MALTONI, C.: Neoplastic response of various tissues to the administration of urethan. Cancer Res. **22** (1962), 1105.

[44] TARJAN, R., KEMENY, T.: Multigeneration studies on DDT in mice. Food Cosmet. Toxicol. **7** (1969), 215.

[45] VIJEYARATNAM, G. S., CORRIN, B.: Experimental paraquat poisoning: a histological and electron-optical study of the changes in the lung. J. Pathol. **103** (1971), 123.

[46] VILLAR, T. G., AVILA, R., ARANJO, A. T.: Pulmonary granulomatoses due to inhaled particles: Personal experience. Clin. Allergy **3** (1973), 217.

[47] VILLAR, T. G.: Vineyard sprayer's lung. Clinical aspects. Amer. Rev. Respirat. Dis. **110** (1974), 545.

[48] WETZEL, Th.: Pflanzenschädlinge. Bekämpfung-Probleme-Lösungen. Urania Verlag, Leipzig, Jena, Berlin, 1976.

T. Schramm, B. Teichmann

Zur Problematik von Grenzwerten für Kanzerogene in der Atmosphäre

Arbeitstagungen, wie die heutige, dienen dazu, neue Erkenntnisse zu vermitteln und Meinungen auszutauschen, sie sind aber auch geeignete Foren, um auf noch ungelöste Fragen hinzuweisen, diese zu erörtern und so zu ihrer Klärung beizutragen.

In den vergangenen Jahren wurde auch international des öfteren die Frage diskutiert, für kanzerogene Verbindungen, denen bestimmte Bedeutung beigemessen wird, Vorschläge für zulässige Grenzwerte auszuarbeiten und solche Werte festzulegen.

Unabhängig davon, ob man diese Frage rein wissenschaftlich betrachtet, oder ob man sich vor allem wegen praktischer Erwägungen um Lösungen bemüht, wird man gleichzeitig mit einem ganzen Fragenbündel konfrontiert. Schließlich geht es hierbei um grundlegende Mechanismen der Wirkungsweisen chemischer Kanzerogene und der Kanzerogenese. Aus diesem Grunde können wir, trotz der auf Schadstoffe in der Luft begrenzten Thematik der Veranstaltung, unsere Betrachtungen und Darlegungen nicht auf diesen Teil der Umwelt beschränken. Wir klammern dabei die zweifellos interessante Frage, welcher Prozentsatz an Krebserkrankungen des Menschen durch chemische Kanzerogene verursacht wird, und welchen Stellenwert Kanzerogene speziell in der Luft der Arbeitsplätze besitzen, aus unseren Darlegungen aus. Dasselbe betrifft die Frage, welche Kanzerogene beim Menschen zweifelsfrei Krebserkrankungen verursachen.

Hier gilt nach wie vor, daß jede chemische Verbindung, die im Tierexperiment kanzerogen wirkt, als ein Krebsrisikofaktor für den Menschen angesehen werden muß, was nicht bedeutet, daß alle diese Substanzen beim Menschen kanzerogen sein müssen.

Versuchen wir jetzt, das eingangs erwähnte Fragenbündel aufzuschnüren, seinen Inhalt zu erörtern, davon ausgehend einige Schlußfolgerungen zu ziehen und Vorschläge für das weitere Vorgehen zu formulieren.

Die Frage nach Grenzdosen und Grenzwerten berührt die frühesten Phasen von Kanzerisierungsprozessen. Hierzu zählen Wechselwirkungen des Kanzerogens mit dem genetischen Material der Zelle einschließlich auf diesem molekularen Niveau möglicher Reparaturprozesse unterschiedlicher Effektivität sowie die Bildung anomaler Proteine als Folge des veränderten Genoms. Dabei muß der Grad der induzierten Zellschädigung selbstverständlich mit dem Überleben der betroffenen Zelle und deren späterer maligner Alteration vereinbar sein. Sonst ist eine Progression zur klinisch manifesten Geschwulst nicht möglich.

Wenn wir Termini, wie Kanzerisierung, Kanzerogenese, Grenzdosen, Grenzwerte, Reparatur und andere, benutzen, so sind wir uns darüber klar, daß damit Vielfalt und Komplexität der tatsächlichen Verhältnisse nur summarisch widergespiegelt werden. Dies gilt insbesondere auch für die vielen endogenen und exogenen Faktoren, die in jedem einzelnen Falle die kanzerisierenden Wirkungen chemischer Verbindungen beeinflussen können. Beeinflussung kann dabei mäßige bis extrem starke Förderung bedeuten, sie kann aber auch in einer partiellen bis totalen Hemmung der Kanzerisierungsprozesse bestehen.

Die Frage, ob Grenzdosen für kanzerogene Wirkungen existieren oder nicht, wird bis heute von verschiedenen Autoren unterschiedlich beantwortet. Dabei hängt die Art der Antwort vor allem davon ab, in welchem Sinne der Begriff „Grenzdosis" gebraucht und verstanden wird. Aus diesem Grunde beantwortet Henschler [8] diese Frage sowohl mit „Nein" als auch mit „Ja". Mitunter wird aber nach wie vor die Ansicht vertreten, man könne hierauf derzeit überhaupt noch keine befriedigende Antwort geben. Sofern wir uns der Ansicht Henschlers anschließen, dann lautet aus der Sicht der Molekularbiologie die Antwort auf die Frage, ob Grenzdosen für irreversible toxische Effekte existieren, „Nein", und zwar gemäß dem Prinzip der Eintreffer-Theorie, die sich aus strahlenbiologischen Beobachtungen ableitet. Dies würde bedeuten, daß jedes reaktive Molekül, z. B. eines Kanzerogens, auf ein reaktionsfähiges „target"-Molekül in der Zelle trifft. Dies wiederum hätte zur Folge, daß ein Null-Effekt nur bei Dosis Null zu erwarten wäre, ein sogenannter no-effect-Bereich nicht existiert und folgedessen auch kein „safe dose level" abgeleitet werden könnte. Aus der Sicht der Toxikologie, und zwar auf den Organismus als Ganzes bezogen, lautet die Antwort auf jene Frage „Ja". Dabei argumentiert Henschler, die Toxikologie neige dazu, zu fordern, daß mehrere Treffer nötig seien, um einen biologischen Effekt auszulösen, zumal bisher die Möglichkeit der Existenz von „non-effect levels" in Bereichen sehr niedriger Dosen — nicht ausgeschlossen werden kann.

Die Möglichkeit mindestens zweier hypothetischer Dosis-Wirkungskurven für Kanzerogene war von Bingham [3] bereits 1971 erörtert worden. Die in Kurve A dargestellte lineare Beziehung besagt, daß bei jeder beliebigen Dosis eine Reaktion eintritt, und es folgedessen eine Grenzdosis nicht geben kann. Demgegenüber besagt Kurve B, ein Sigmoid, daß bei unendlich kleiner Dosis keine Reaktion erfolgt, und es demzufolge real sei, auch für kanzerogene Wirkungen Grenzdosen anzunehmen. Besonders wichtig ist es in diesem Zusammenhang, den „threshold"-Begriff sehr genau zu definieren. Bingham schlug vor: „The point at which a quantity of carcinogen just produces a tumor, especially the minimum dose of carcinogen necessary for appearance of a tumor".

1974 gelangte eine WHO-Expertengruppe [12] bei ausdrücklicher Erwähnung der grundlegenden Untersuchungen Druckreys über Dosis-Wirkungsbeziehungen zu folgendem Schluß: „Jeder Organismus besitzt eine begrenzte Lebenserwartung, und in diesem Sinne gibt es für jedes Individuum eine tatsächliche Grenzdosis". Wenn erst kürzlich BROWN [4] bei der Erörterung mathematischer Aspekte bei Dosis-Wirkungs-Beziehungen u. a. sagt, daß eine praktische Grenzdosis als derjenige „exposure level" definiert werden könne, unterhalb dessen die Latenzzeit die normale Lebenserwartung übersteigt, so wird damit dasselbe — nur mit anderen Worten — beschrieben.

Wenn man über Grenzdosen bei chemischen Kanzerogenen spricht, so dürfen die inzwischen fast klassischen Arbeiten von BERENBLUM und SHUBIK [1] sowie von GRAFFI [7] nicht unerwähnt bleiben. Schon damals wurden für kanzerogene polyzyklische aromatische Kohlenwasserstoffe an der Haut von Maus und Kaninchen Dosis-Wirkungs-Beziehungen gefunden und Grenzdosen ermittelt. Dabei zeigte es sich, daß mitunter geringfügige Änderungen der Methoden bei der Durchführung solcher Experimente die Größe der Grenzdosen wesentlich beeinflussen können.

Welche Größenordnungen solche modifizierenden Effekte betragen können, darauf wiesen BINGHAM und FALK [2] hin. Nach Verabreichung ein und desselben kanzerogenen polyzyklischen aromatischen Kohlenwasserstoffes konnten z. B. kanzerogen wirksame Grenzdosen ermittelt werden, die sich um den Faktor 1000 unterschieden, und zwar allein dadurch, daß unter ansonsten gleichen Versuchsbedingungen unterschiedliche Lösungsmittel für das Kanzerogen verwendet wurden.

1970 konnten LASKIN et al [11] nachweisen, daß auch in der Lunge als „target"-Organ nach Applikation bestimmter unterschwelliger Dosen von 3,4-Benzpyren im Tierexperiment keine Tumoren entstanden. Bei zusätzlicher Inhalation von SO_2 war dies aber der Fall. Im übrigen besteht seit den Beobachtungen von SELIKOFF et al. [18] und von SACCOMANNO [13] über synkanzerogene Wirkungen von Asbeststaub und Zigarettenrauch bzw. Uranexposition und Zigarettenrauch kein Zweifel daran, daß derartige Effekte prinzipiell auch beim Menschen vorkommen können, in diesen Fällen mit der Lunge als „target"-Organ.

Hinsichtlich Dosis-Wirkungs-Beziehungen nach Kanzerogeneinwirkung gibt es, was den Menschen betrifft, nur wenige sichere Angaben. Die Gründe dafür liegen in der Heterogenität der menschlichen Population, in der Vielzahl und der Vielfalt von kanzerogenen und sonstigen Faktoren, die — im Unterschied zum Tierexperiment — in der Regel auf den Menschen einwirken, sowie im Mangel an geeigneten Nachweis- und Überwachungssystemen.

Bei allen Vorbehalten und Schwierigkeiten, die mit diesem Problem verbunden sind, sollte die mancherorts vorgebrachte Forderung nach der Entwicklung und dem Einsatz individueller Dosimeter auch für chemische Verbindungen mit kanzerogenen Wirkungen ernsthaft geprüft werden. Es existieren Vorstellungen, daß sich dann das Ausmaß der Exposition zumindest retrospektiv bestimmen lassen könnte.

Bisher konnten nur einige genauere Daten für organische und anorganische

Kanzerogene, speziell für Vinylchlorid und Asbest, für Metallverbindungen, vor allem jedoch für ionisierende und nicht ionisierende Strahlen gesammelt und daraus gewisse Hinweise auf „no-effect"-Dosen abgeleitet werden [10].

Etwas umfangreichere Angaben über Dosis-Wirkungs-Beziehungen beim Menschen liegen für einige Medikamente mit kanzerogenen Nebeneffekten vor [19]. Sie lassen die sehr große Breite möglicher Dosisbereiche erkennen. Dies gilt es, bei Untersuchungen über Grenzdosen und daraus abzuleitende Konsequenzen unbedingt zu beachten.

Beispiele für kanzerogen wirksam gewesene Dosen (Mensch) [nach 19]:

N,N-Bis(2-chlorethyl)-2-naphthylamin 4 —350 g

Melphalan 1,2— 12 g.

Wenn wir davon ausgehen, daß auch für kanzerogene Wirkungen für jedes Individuum Grenzdosen existieren, stoßen wir auf eine weitere, vielleicht die größte Schwierigkeit in diesem Zusammenhang. Schließlich ist es für die Belange der Praxis beinahe uninteressant, die Existenz von Grenzdosen zu bejahen, falls diese nicht auch bestimmt werden können. Wie bereits erwähnt, gibt es hierfür auf Grund der bisher am Menschen selbst erhobenen Befunde nur wenig sichere Daten. Derartige Werte durch Extrapolation, d. h. durch ein mathematisches Verfahren — aus Tierexperimenten — ableiten zu wollen, ist zum gegenwärtigen Zeitpunkt u. E. nicht möglich. Es wird dabei nämlich meistens übersehen, daß sogar qualitative Aussagen über mögliche kanzerogene Risiken für den Menschen auf Grund tierexperimenteller Befunde mit beträchtlichen Unsicherheitsfaktoren belastet sein können.

Wir stimmen im übrigen voll mit folgender von Saffiotti [14] geäußerten Ansicht überein: „Der wissenschaftliche Standpunkt in dieser Frage ist nicht der, daß — bezogen auf das Individuum — keine Grenzdosis existiert, sondern daß

1. die individuelle Grenzdosis nicht vorausbestimmt werden kann, und daß
2. eine große Variabilität zwischen den Individuen es unmöglich macht, eine „no-effect"-Grenzdosis zum Schutze der gesamten Population zu ermitteln".

Hieraus leitet Saffiotti den Schluß ab, daß es gegenwärtig nicht möglich sei, im Hinblick auf den Menschen „safe levels" für Kanzerogene anzugeben.

Ungeachtet dieser vielfältigen Schwierigkeiten haben einige Autoren versucht, z. T. auf Grund praktisch-ökonomischer Überlegungen, für die Umgebung des Menschen Grenzwerte vorzuschlagen, und zwar abgeleitet aus Tierexperimenten. Hierbei wurde sehr unterschiedlich vorgegangen.

Aus dem Arbeitskreis um Schabad hatte Janyschewa [9] Grenzdosen an 3,4-Benzpyren ermittelt, die nach intratrachealer Applikation bei Ratten keine Tumoren erzeugten (Einzeldosis von 0,1 mg bei einmaliger bzw. Einzeldosen von 0,02 mg bei zehnmaliger Applikation). Auf Grund dieser Werte — und gestützt auf Berechnungen und Vergleiche der Lungenoberflächen und der Körpergewichte von Ratte und Mensch — wurde als „ungefährliche" lebenslängliche Gesamtdosis für den Menschen (Lunge) 3,4 mg 3,4-Benzpyren berechnet. Daraus wurde abgeleitet, daß die Benzpyrenkonzentration in der Luft 0,01 μg/100 m^3 nicht übersteigen

solle. (Vorausgesetzt wurde in diesem Falle u. a., daß es sich dabei um die einzige Benzpyren-Quelle und die einzige in Betracht kommende kanzerogene Noxe handelt [15, 16]). 1973 wurde in der UdSSR ein hygienisches Normativ für den 3.4-Benzpyren-Gehalt in der atmosphärischen Luft festgelegt
(MIK$_D$: 0.1 μg/100 m^3 Luft).

Auf völlig andere Weise berechnete FRIEDMAN [6] den „no-effect-level" für Aflatoxin B$_1$. Er ging dabei von derjenigen Menge aus, nach deren oraler Verabreichung bei Ratten Spätschäden nicht nachgewiesen werden konnten. Den erhaltenen Wert teilte er durch den Sicherheitsfaktor 100. Er entspricht 9.6×10^{12} Molekülen. Das sind umgerechnet 5 ng/kg Körpergewicht oder 275 ng Aflatoxin B$_1$ pro 75 kg Mensch. Nach FRIEDMAN wäre dieser Wert sozusagen als Grenze des Risikos zu betrachten.

Ebenfalls unter Einbeziehung des Sicherheitsfaktors 100 hatte PREUSSMANN [12], gestützt auf Versuche an Ratten (1973), für Nitrosamine niedriger Molekulargewichte 5—10 μg als „tolerierbare" Dosis (in Lebensmitteln) angegeben. Wir stimmen jedoch völlig mit PREUSSMANN überein, wenn er in diesem Zusammenhange betonte, daß derartige Kalkulationen sehr unbefriedigend seien und daß daraus keinesfalls „safe levels" für die betreffenden Kanzerogene abgeleitet werden dürfen. In ähnlichem Sinne hatte sich übrigens auch SCHMÄHL [17] geäußert „. . . man werde u. U. aus praktischen Gesichtspunkten einen ‚Schwellenwert' angeben können, von der biologischen Wirkung aus betrachtet, könne man es indessen nicht".

Dies alles hat u. a. dazu geführt, daß in jüngster Zeit immer öfter von „socially acceptable levels of risk" gesprochen wird. Hierbei kommt es darauf an, mögliche Risiken und Nutzen sehr sorgfältig gegeneinander abzuwägen und gleichzeitig alles zu tun, um die Belastung jedes Individuums durch chemische Kanzerogene so gering wie möglich zu halten, ohne dabei unrealistische Positionen zu beziehen, wie das kürzlich auch von WEISBURGER und WEISBURGER [20] gefordert worden ist.

Aus diesen Überlegungen ziehen wir den Schluß, daß die Festlegung, z. B. von „Technische Richtkonzentration (TRK)" (5), für ausgewählte Stoffe mit kanzerogenen Wirkungen einen Schritt in die richtige Richtung darstellt. Die Festlegung solcher Werte kann jedoch keinesfalls eine Aufgabe allein der Techniker sein, sondern es müssen medizinisch-biologische Aspekte dabei mindestens gleichberechtigt berückichtigt werden. Die Einhaltung derartiger Werte am Arbeitsplatz soll das Risiko einer Beeinträchtigung der Gesundheit, genauer gesagt, das Krebsrisiko, mindern helfen, vermag es jedoch nicht völlig auszuschließen. Aus diesem Grunde werden durch fortgesetzte Verbesserung der technischen Gegebenheiten einschließlich der technischen Schutzmaßnahmen Werte angestrebt, die möglichst weit unterhalb der TRK liegen. Unabhängig davon, wie man solche Werte nennt, muß eindeutig ersichtlich sein, daß es sich nicht um biologisch — im Sinne von kanzerogenen bzw. nicht-kanzerogenen Schwellendosen — begründete Werte handelt, und daß ihre Einhaltung, ja sogar ihre Unterschreitung nicht gleichbedeutend ist mit: „Kein Krebsrisiko". Falls es aber künftig, u. a. dank derartiger Richtwerte gelingt, die Belastung des Einzelnen, bzw. mehr oder weniger großer Anteile der Population, mit kanzerogenen Noxen einzuschränken, dann darf eine Verminderung des Krebsrisikos, zumindest bei einigen Organen, erwartet werden.

Beginnen sollte man unserer Meinung nach vor allem dort, wo mit ökonomisch vertretbarem Aufwand ein möglichst großer Nutzeffekt erhofft bzw. erreicht werden kann, wie wir das schon 1975 in einer an die Hauptabteilung Hygiene und Staatliche Hygieneinspektion des Ministeriums für Gesundheitswesen gerichteten Stellungnahme dargelegt haben.

Weder tierexperimentelle Daten noch klinisch-epidemiologische Beobachtungen reichen gegenwärtig aus, um, speziell für Kanzerogene in der Luft, Grenzwerte zu ermitteln, unterhalb derer kein Krebsrisiko besteht.

Literatur

[1] Berenblum, I., Shubik, P.: Brit. J. Cancer **1** (1947) 383–391.

[2] Bingham, E., Falk, F.: Arch. Environm. Hlth. **19** (1969) 779–783.

[3] Bingham, E.: Arch. Environm. Hlth. **22** (1971) 692–695.

[4] Brown, C. C.: Oncology **33** (1976) 62–65.

[5] DFG, Maximale Arbeitsplatzkonzentrationen 1976, Mitteilung XII (1976) Bonn-Bad Godesberg 1–50.

[6] Friedman, L.: VI. Internat. Congr. Pharmacology, San Francisco 1972, Vol. 2 p. 30, Karger, Basel, 1973.

[7] Graffi, A.: Abh. Dtsch. Akad. Wiss., Berlin, Klasse mediz. Wissensch. **53** (1953) 1.

[8] Henschler, D.: Arch. Toxicol. **32** (1974) 63–67.

[9] Janyschewa, N. J.: Gig. i. Sanit. **37** (1972) 87.

[10] Kotin, P.: Ann. N. Y. Acad. Sci. **271** (1976) 22–28.

[11] Laskin, S., Kuschner, M., Drew, R. T.: Atomic Energy Commission Symposium Series No. **18** (1970) 321–351.

[12] Preussmann, R.: Proc. Int. Symp. Nitrite Meat Prod., Zeist, 1973, 217–226.

[13] Saccomanno, G.: National Western Conference of Colorado Mining Assoc., Denver Colorado (1968).

[14] Saffiotti, U.: Preventive Medicine **2** (1973) 125–132.

[15] Schabad, L. M.: Arch. Geschwulstf. **41** (1973) 217–220.

[16] Schabad, L. M.: Neoplasma **22** (1975) 459–468.

[17] Schmähl, D.: Arzneimittelforschung, 21. Beiheft (1970) 66–67.

[18] Selikoff, I. J., Hammond, E. C., Churg, J.: JAMA **204** (1968) 106–112.

[19] Tomatis, L.: IARC Annual Rep. Lyon 1975, p. 91.

[20] Weisburger, J. H., Weisburger, E. K.: Food Cosmet. Toxicol. **6** (1968) 235–242.

[21] WHO Technical Report Series 546, Genf 1974.

K. H. Horn

Möglichkeiten und Grenzen der Untersuchung kanzerogener Inhalationsnoxen im Tierexperiment

Ausgehend von der Art der Einwirkung von Inhalationsnoxen und der Lungenkanzerogenese beim Menschen postulierte Roe [1] 7 Haupteigenschaften eines tierischen Idealmodells zum Studium von kanzerogenen Inhalationsnoxen. Danach wird gefordert, daß

1. eine realistische Exposition (Inhalation) benutzt wird
2. kleinere Tierarten in entsprechend großer Anzahl eingesetzt werden
3. eine kurze Lebenserwartung der Versuchstiere eine relativ kurzfristige Aussage ermöglicht
4. die Versuchstierart eine geringe Spontantumorbelastung der Lunge aufweist
5. bei der verwendeten Versuchstierart keine Interferenz zwischen Lungenkanzerogenese und anderen respiratorischen Erkrankungen vorkommt
6. der Respirationstrakt der eingesetzten Versuchstierart dem des Menschen anatomisch ähnlich ist, und
7. Lokalisation und histologische Struktur der induzierten Tumoren des Respirationstraktes beim Versuchstier denen des Menschen weitestgehend entsprechen.

Betrachtet man unter diesem Aspekt die bisher im Rahmen dieser Thematik verwendeten Versuchstierarten, so wird keine allen Anforderungen gerecht. Während Mäuse zu stereotyp auf die Einwirkung kanzerogener Inhalationsnoxen mit der Entwicklung von Lungenadenomen reagieren, sind andere Tierarten weitestgehend refraktär gegenüber einer Respirationstrakt-Kanzerogenese. Gegenwärtig wird bezüglich der Reaktionsweise die Ratte für das bestangepaßte Modell gehalten, auch wenn die bei konventioneller Haltung (im Gegensatz zu einer spezifiziert-pathogenfreien Haltung) gehäuft auftretenden chronischen murinen Pneumonien die Respirationstrakt-Kanzerogenese im Sinne eines „Enhancements“ beeinflussen [2]. Aber sie stellt die einzige Tierart dar, die nach Einwirkung kanzerogener Inhalationsnoxen spontan nicht auftretende bronchogene Plattenepithel-Karzinome entwickelt, eine Tumorform, die der beim Menschen am häufigsten auftretenden völlig adäquat ist. Die ebenfalls häufige Verwendung von Goldhamstern und neuerdings auch europäischen Hamstern für das Studium der Respirationstrakt-Kanzerogenese erfolgt in erster Linie aus methodischen Gründen. Die häufigste Tumorlokalisation bei diesen Tierarten nach Respirationstrakt-Applikation kanzerogener Noxen stellt der Larynx-Bereich dar, was den Verhält-

Tabelle 1
Übersicht über Inhalationsversuche mit positiven Ergebnissen bei verschiedenen Tierarten

Noxe	Versuchs-tierart	Tumortyp	Autor	
Teerstraßenstaub	Maus	Lungenadenome	CAMPBELL	(1934)
Benzin + Bleitetra-äthyl	Maus	Lungenadenome	CAMPBELL	(1936)
Kaminruß	Maus	Lungenadenome	SEELIG	(1938)
Straßenstaub	Maus	Lungenadenome	Mc DONALD	(1942)
Ozonisiertes Benzin	Maus	Lungen-Adeno-karzinome	KOTIN	(1956)
Kohlenteerfraktionen + Phenole	Maus	Lungenadenome	TYE	(1967)
Bis(chlormethyl)äther	Maus	Lungenadenome	LEONG	(1971)
3-Nitro-3-hexan	Maus	Lungen-Adeno-karzinome	DEICHMANN	(1963)
Ozonisiertes Benzin	Maus	Lungen-Adeno-karzinome	NETTESHEIM	(1970)
Kalziumchromat	Maus	Lungen-Adeno-karzinome	NETTESHEIM	(1971)
Nickelcarbonyl	Ratte	Plattenepithel-Ca der Lunge	SUNDERMANN	(1959)
Diäthylnitrosamin	Goldhamster	Plattenepithel-Ca der Lunge	DONTENWILL	(1962)
Ozonisiertes Benzin + Influenza-Virus	Maus	Plattenepithel-Ca der Lunge	KOTIN	(1963)
Kohlenteer	Maus	Plattenepithel-Ca der Lunge	HORTON	(1963)
Chrysotil-Asbest	Ratte	Plattenepithel-Ca der Lunge	GROSS	(1967)
Schwefeldioxid + 3,4-Benzpyren	Ratte	Plattenepithel-Ca der Lunge	LASKIN	(1970)
Vinylchlorid	Ratte	Plattenepithel-Ca der Lunge	VIOLA	(1970)
Crocidolit	Ratte	Plattenepithel-Ca der Lunge	REEVES	(1971)
Bis(chlormethyl)äther	Ratte	Plattenepithel-Ca der Lunge	LASKIN	(1971)
Polyurethan	Ratte	Plattenepithel-Ca der Lunge	LASKIN	(1972)
Kalziumchromat	Ratte	Plattenepithel-Ca der Lunge	LASKIN	(1973)

nissen beim Menschen nicht entspricht. Dafür reagieren diese Tiermodelle, was besonders am Goldhamster nachgewiesen wurde, bei Anwendung einer entsprechenden Technik sehr sensitiv.

Betrachtet man die Problematik der Untersuchung von Inhalationsnoxen im Tiermodell unter dem Aspekt der anwendbaren Techniken, so entspricht nur die Inhalationsmethode den Verhältnissen beim Menschen. Das ist wohl auch der Grund dafür, daß SAFFIOTTI [3] Inhalationsstudien als ultimale Methode zum Studium von Respirationstrakt-Karzinogenen und generell von kanzerogenen Inhalationsnoxen fordert. Die Handhabung dieser Technik ist nicht einfach und deshalb gibt es trotz Verwendung sicher kanzerogener Noxen eine ganze Reihe von Untersuchungen mit negativen Ergebnissen [4—13]. Die häufigsten Ursachen für den negativen Versuchsausgang nach Inhalation kanzerogener Noxen stellten neben der Verwendung einer nicht geeigneten Versuchstierart und einer zu geringen Überlebens- oder Beobachtungszeit der Versuchstiere vor allem eine zu geringe Konzentration der Noxe am Targetgewebe und eine zu niedrige Gesamtdosis dar. Mit der Verbesserung der Technik z. B. durch Entwicklung neuer Inhalationsmaschinen, von denen die von DONTENWILL entwickelte, als Hamburg II bezeichnete Maschine, offenbar das Spitzenmodell darzustellen scheint, konnte auch die Anzahl positiv verlaufener Inhalationsstudien erhöht werden. Die Tab. 1 [14—33] enthält eine Auswahl positiv verlaufener Inhalationsstudien bei verschiedenen Tierarten, die mit verschiedenen Noxen durchgeführt wurden.

Eine wesentliche Bedeutung für ein beträchtliche Anzahl positiv verlaufener Inhalationsversuche mit verschiedenen kanzerogenen Substanzen kommt der vor der Inhalation erfolgten Adsorption der kanzerogenen Verbindungen an Partikel, speziell an Fe_2O_3-Partikel zu. Obgleich noch nicht in jedem Falle geklärt werden konnte, welche Rolle diese Partikel spielen, konnte in einer Reihe von Untersuchungen gesichert werden, daß mit der Bindung der kanzerogenen Substanzen an Partikel die Lungen-Clearance-Geschwindigkeit der Kanzerogene vermindert wurde. In einigen Experimenten konnte diesen Partikeln lediglich die Rolle eines Carriers zuerkannt werden, während in anderen Untersuchungen vermutlich cytophathologische Effekte am Niederschlagsgewebe die Tumorbildung förderten (promoting effect). Am Nitrosamin-Modell konnte die vermutete Wirkung der Fe_2O_3-Partikel als Co-kanzerogener Faktor nachgewiesen werden.

Neben der Inhalationsmethode wurden in einer Vielzahl von Untersuchungen 2 weitere Applikationsarten verwendet, die den Vorzug haben mit einer derartigen Sicherheit zur Induktion von Respirationstrakt-Tumoren zu führen, daß sie als Screening-Methoden empfohlen werden: die intratracheale Intubation und die Implantationstechnik.

Bei der intratrachealen Intubation werden wie bei der Inhalationsmethode die zu prüfenden Noxen an Partikel adsorbiert und in dieser Form appliziert. Die Implantationstechnik beinhaltet im wesentlichen das Einbringen der Noxen mit Wollfäden oder mit Pellets aus Bienenwachs oder Gelatine.

Die Tab. 2 [34—49] enthält eine Übersicht über positive Ergebnisse nach intratrachealer Intubation verschiedener kanzerogener Noxen und die Tab. 3 [50—54] gibt einen Überblick über einige ausgewählte, erfolgreich verlaufene, mit unterschiedlicher Implantationstechnik durchgeführte Kanzerisierungsversuche.

Neben den 3 bereits beschriebenen Techniken zur Untersuchung von Inhalationsnoxen auf kanzerogene Wirkung gibt es eine weitere, im Grunde völlig inadäquate Methode, die aber unter bestimmten Voraussetzungen und für bestimmte Fragestellungen eine durchaus geeignete Methode darstellt. Diese Methode, die als „Systemapplikation" bezeichnet wird und für die hier zu erörternden Untersuchungen im wesentlichen die subkutane und orale Applikationsweise beinhaltet, ist anwendbar, wenn eine Inhalationsnoxe generell auf kanzerogene Wirkung geprüft werden soll oder wie im Falle der Nitrosamine, eine starke Affinität der Noxe zur Lunge als Targetorgan besteht, was besonders bei Verwendung des Goldhamsters als Versuchsobjekt zutrifft. Einige Untersuchungen mit positivem

Tabelle 2
Übersicht über positive Ergebnisse nach intratrachealer Intubation kanzerogener Substanzen

Substanz	Versuchstierart	Autor	
Dibenz (a. h.) anthracen	Ratte	NISKANEN	(1949)
7,12-Dimethylbenz-(a)anthracen	Goldhamster	DELLA PORTA	(1958)
Diäthylnitrosamin	Goldhamster	DONTENWILL	(1964)
3,4-Benzpyren	Goldhamster	HERROLD	(1962)
7,12-Dimethylbenz-(a)anthracen	Goldhamster	GROSS	(1965)
3,4-Benzpyren	Goldhamster	GROSS	(1965)
Chrysotil + 3,4-Benzpyren	Goldhamster	MILLER	(1965)
3,4-Benzpyren + Fe_2O_3	Goldhamster	SAFFIOTTI	(1965)
N-Nitroso-N-Methyl-Harnstoff	Goldhamster	HERROLD	(1970)
Methylcholanthren	Goldhamster	LASKIN	(1970)
3,4-Benzpyren + Tusche	Ratte	SHABAD	(1970)
Chrysotil + 3,4-Benzpyren	Goldhamster	SMITH	(1966)
Methylcholanthren	Maus	NETTESHEIM	(1971)
Methylcholanthren	Ratte	SCHREIBER	(1972)
3,4-Benzpyren	Goldhamster	FERON	(1972)
Chrysotil + 3,4-Benzpyren	Ratte	PYLEV	(1972)
3,4,5,6-Dibenz-Carbazol	Goldhamster	SELLAKUMAR	(1972)
Chrysotil + 3,4 Benzpyren	Ratte	VOSAMÄE	(1972)
7,12-Dimethylbenz-(a)anthracen	Ratte	BLAIR	(1973)

Tabelle 3
Übersicht über positive Versuchsergebnisse nach Implantation kanzerogener Noxen

Implantations-material	Implantations-ort	Noxe	Versuchstierart	Tumortyp	Autor	
Wollfaden	Lungengewebe	1,2,5,6-Dibenz-anthracen	Maus	Plattenepithel-Ca	ANDERVONT	(1937)
Wollfaden	Lungengewebe	Methylcholanthren	Ratte	Plattenepithel-Ca	KUSCHNER	(1957)
Wollfaden	Lungengewebe	Dibenzanthracen	Ratte	Plattenepithel-Ca	KUSCHNER	(1957)
Wollfaden	Lungengewebe	Methylcholanthren	Ratte	Plattenepithel-Ca	BROWN	(1963)
Pellet	intrabronchial	3,4-Benzpyren	Ratte, Gold-hamster	Plattenepithel-Ca	LASKIN	(1970)
Pellet	intrabronchial	Methylcholanthren	Ratte, Gold-hamster	Plattenepithel-Ca	LASKIN	(1970)
Pellet	intrabronchial	Kalziumchromat	Ratte	Plattenepithel-Ca	LASKIN	(1970)
Pellet	Lungengewebe	Methylcholanthren	Ratte	Plattenepithel-Ca	STANTON	(1961)
—	intrapleural	Asbest	Ratte	Mesotheliom	STANTON	(1972)
—	intrapleural	Fiberglas	Ratte	Mesotheliom	STANTON	(1972)

Tabelle 4
Übersicht über einige erfolgreich verlaufene Kanzerisierungsversuche des Respirationstraktes nach Systemapplikation der kanzerogenen Substanzen

Substanz	Applikationsweise	Versuchstierart	Tumortypen	Autor	
Dimethylnitrosamin	subcutan	Ratte	Adeno-Ca > Plattenepithel-Ca	Druckrey	(1962)
4-Nitrochinolin-N-oxid	subcutan	Ratte	Adeno-Ca > Plattenepithel-Ca	Mori	(1962)
Diäthylnitrosamin	subcutan	Goldhamster	Adeno-Ca > Plattenepithel-Ca	Dontenwill	(1964)
Diäthylnitrosamin	oral	Kaninchen	Adeno-Ca > Plattenepithel-Ca	Rapp	(1971)
Nitrosoheptamethylenimin	oral	Ratte	Plattenepithel-Ca > Adeno-Ca	Lijinsky	(1969)
Diäthylnitrosamin	subcutan	Goldhamster	Adeno-Ca > Plattenepithel-Ca	Montesano	(1970)
Dibutylnitrosamin	subcutan u. oral	Goldhamster	Adeno-Ca > Plattenepithel-Ca	Althoff	(1971)
Di-N-propylnitrosamin	subcutan	Goldhamster	Adeno-Ca > Plattenepithel-Ca	Pour	(1974)

Versuchsausgang enthält die Tab. 4 [55—61]. Die Methode der „Systemapplikation" hat gegenüber anderen Techniken den Vorzug einer exakten Dosierung der Noxe und ermöglicht Untersuchungen über die Wirkungsweise von Kanzerogenen, deren synergistische Wirkung und über Co-kanzerogene Eigenschaften von Substanzen, einschließlich von Inhalationsnoxen.

Unser gegenwärtiger Erkenntnisstand auf dem Gebiet der Kanzerogenese im allgemeinen und auf dem Gebiet der Respirationstrakt-Kanzerogenese im besonderen erlaubt eine exakte Einschätzung der Leistungsfähigkeit der vorgestellten Tiermodelle und Techniken, so daß nunmehr auch suspekte, noch nicht als Kanzerogene identifizierte Noxen mit ihrer Hilfe überprüft werden können. Auf dem Gebiet der Co-Faktoren der Kanzerogenese, auch speziell der Respirationstrakt-Kanzerogenese ist unser Wissen noch zu lückenhaft, um die Komplexität dieser Vorgänge beim Menschen in vollem Umfange zu erfassen und im Rahmen eines Idealtiermodells simulieren zu können.

Zusammenfassung

Mit der Inhalationstechnik, der Methode der intratrachealen Intubation, der Implantationstechnik und mit Einschränkung auch der Systemapplikation besteht die Möglichkeit Inhalationsnoxen auf kanzerogene und Co-kanzerogene Wirkung im Tierexperiment zu untersuchen. Ratte und Goldhamster stellen auf Grund ihrer Reaktionsweise und der bei ihnen anwendbaren Techniken gegenwärtig die bestangepaßten Tiermodelle auf diesem Gebiete dar. Für die Auffindung oder Entwicklung noch besser angepaßter Tiermodelle und zur Vervollkommnung der Applikationstechniken und der Versuchsbedingungen mit dem Ziel einer besseren Simulierung der Verhältnisse beim Menschen bedarf es weiterer Untersuchungen, die neben tierexperimentellen Bemühungen auch die Erfassung der Komplexität der Respirationstrakt-Kanzerogenese beim Menschen einschließen.

Literatur

[1] Roe, F. I. C.: The relevance and value of studies of lung tumors in laboratory animals in research on cancer of the human lung. in: Lung tumors in animals. Proc. 3rd. Quad. Conf. on Cancer Perugia. 101—126 (1966).

[2] Schreiber, H., Nettesheim, P., Lijinsky, W., Richter, C. B., Walburg, H. E.: Induction of lung cancer in germfree, specific-pathogenfree, and infected rats by N-Nitrosoheptamethyleneimine: enhancement by respiratory infection. J. nat. Cancer Inst. 49, 1107—1114 (1972).

[3] Saffiotti, U.: Experimental respiratory tract carcinogenesis and its relation to inhalation exposures. In: Inhalation Carcinogenesis. AEC Symposium Series no. 18, 27—54, 1970.

[4] Sjöberg, S.: Health hazards in the production and handling of vanadium pentoxide. Arch. industr. Hyg. 3, 631—646 (1951).

[5] Smith, W. F., Miller, L., Elsasser, R. E., Hubert, D. D.: Test for carcinogenicity of asbestos. Ann. N. Y. Acad. Sci 132, 456—488 (1966).

[6] Schepers, G. W. H., Durken, T. M., Delahant, A. B., Creedon, F. T., Redlin, A. J.: The biological action of Degussa submicron amorphous silica dust. AMA Arch. Ind. Health 16, 125—146 (1957).

[7] Baetjer, A. M., Lowney, J. F., Steffee, H., Budacz, U.: Effect of chromium on incidence of lung tumors in mice and rats. AMA Arch. Ind. Health 20, 124—135 (1959).

[8] Gross, P., Westrick, M. L., McNerney, J. M.: Glass dust: A study of its biologic effects. AMA Arch. Ind. Health 21, 20—23 (1960).

[9] Hueper, W. C., Payne, W. W.: Carcinogenic studies on petroleum asphalt, cooling oil and coal teer. Arch. Path. (Chicago) 70, 372—384 (1960).

[10] Hueper, W. C., Payne, W. W.: Experimental studies in metal carcinogenesis. Arch. Environ. Health 5, 445—462 (1962).

[11] Christie, H., Mackay, R. I., Fisher A. M.: Pulmonary effects of inhalation of titanium dioxide by rats. Amer. industr. Hyg. Ass. J. 24, 42—46 (1963).

[12] Simmers, M. H.: Petroleum asphalt inhalation by mice. Effects of aerosols and smoke on the tracheobronchial tree and lungs. Arch. Environ. Health 9, 727—734 (1964).

[13] Nettesheim, P., Hanna, M. G., Doherty, D. G., Newell, R. F., Hellman, A.: Effects of chronic exposure to artificial smog and chromium oxide dust on the incidence of lung tumors in mice. In: Inhalation Carcinogenesis. AFC Symposium Series No. 18, 305—320, 1970.

[14] Campbell, J. A.: Cancer of the skin and increase in incidence of primary tumors of lung in mice exposed to dust obtained from tarred roads. Brit. J. exp. Path. 15, 287—294 (1934).

[15] Campbell, J. A.: The effect of exhaust gases from internal combustion engines and of tobacco smoke upon mice with special reference to incidence to tumors of the lung. Brit. J. exp. Path. 17, 146—158 (1936).

[16] Seeling, M. G., Benignus F. L.: Lung tumor development in a resistant strain of mice subjectet to inhalation of soot. Amer. J. Cancer 34, 391—398 (1938).

[17] McDonald, S., Woodhouse, D. L.: On the nature of mouse lung adenomata, with special reference to the effects of atmospheric dust on the incidence of these tumors. J. Path. Bact. 54, 1—12 (1942).

[18] Kotin, P., Falk, H. L.: Experimental induction of pulmonary tumors in strain A mice following their exposure to an atmosphere of ozonized gasoline. Cancer 9, 910—917 (1956).

[19] Tye, R., Stemmer, K. L.: Experimental carcinogenesis of the lung II, Influence of phenol in the production of carcinoma. J. N. C. I. 39, 175—186 (1967).

[20] Leong, B. K. I., MacFarland, N. H., Ruse, W. H.: Induction of lung adenomas by chronic inhalation of bis (chloromethyl) ether. Arch. Environ. Health 22, 663—666 (1971).

[21] Deichmann, W. B., MacDonald, W. E., Anderson, W. A. D., Bernal, F.: Adenocarcinoma in the lungs of mice exposed to vapors of 3-Nitro-3-Hexane. Toxicol. and App. Pharmacol. 5, 445—456 (1963).

[22] Nettesheim, P., Hanna, M. G., Doherty, D. G., Newell, P. F., Hellman, A.: Effect of

calcium chromate dust, influenza virus and 100 R whole-body x-radiation on lung tumor incidence in mice. J. N. C. I. 47, 1129—1144 (1971).

[23] Sunderman, F. W., Donnelly A. I.: Studies of nickel carcinogenesis. Metastasizing pulmonary tumors in rats induced by the inhalation of nickel carbonyl. Amer. J. Path. 6, 1027—1041 (1965).

[24] Dontenwill, W., Mohr, U., Zagel, M.: Über die unterschchiedliche lungenkarzinogene Wirkung des Diäthylnitrosamins bei Hamster und Ratte. Z. Krebsforsch. 64, 499—502 (1962).

[25] Kotin, P., Wiseley, D. V.: Production of lung Cancer in mice by inhalation exposure to influenza virus and aerosols of hydrocarbons. Proc. exp. Tumor Res. 3, 186—215 (1963).

[26] Horton, A. W., Tye, R., Stemmer, R. L.: Experimental carcinogenesis of the lung. Inhalation of gaseous formaldehyde or an aerosol of coal tar by C 3 H mice. J. N. C. I. 30, 31—43 (1963).

[27] Gross, P., de Treville, R. T. P., Tolker, F. B., Kaschak, M., Babyak, M. A.: Experimental asbestosis. The development of lung cancer in rats with pulmonary deposits of chrysotile asbestos dust. Arch. Environ. Health 15, 343—355 (1967).

[28] Laskin, S., Kuschner, M., Drew, R. T.: Studies in pulmonary carcinogenesis. In: Inhalation Carcinogenesis. AEC Symposium Series No. 18, 321—351 (1970).

[29] Viola, P. L.: Cancerogenic effect of vinyl chloride. In: Programm of Tenth Intern. Cancer Congress. Vol. 29. p. 20 (1970).

[30] Reeves, A. L., Puro, H. F., Smith, R. G., Vorwald, A. J.: Experimental asbestos carcinogenesis. Environ. Res. 4, 496—511 (1971).

[31] Laskin, S., Kuschner, M., Drew, R. T., Cappiello, V. P., Nelson, N.: Tumors of the respiratory tract induced by inhalation of bis (chloromethyl) ether. Arch. Environ. Health 23, 135—136 (1971).

[32] Laskin, S., Drew, R. T., Cappiello, V. P., Kuschner, M.: Inhalation studies with freshly generated polyurethane foam dust. In: Assessment of Airborne Particles (Springfield). 382—404 (1972).

[33] Laskin, S., Cappiello, V. P., Isola, D., Kuschner, M.: Chronic inhalation exposures with calcium chromate aerosols. A. I. H. A. Ind. Health Conf. Abstract No. 164, p. 175 (1973).

[34] Niskanen, K. O.: Observation on metaplasia of bronchial epithelium and its relation to carcinoma of the lung: pathoanatomical and experimental researches. Acta path. microbiol. scand. Suppl. 80, 1—80 (1949).

[35] Della Porta, G., Kolb, L., Shubik, P.: Induction of tracheobronchial carcinomas in the Syrian golden hamster. Cancer Res. 18, 592—597 (1958).

[36] Dontenwill, W.: Experimentelle Untersuchungen zur Genese der Lungenkarzinome. Arzneimittel-Forsch. 14, 774—780 (1964).

[37] Herrold, K. M., Dunham, L. I.: Induction of carcinoma and papilloma of the tracheobronchial mucosa in the Syrian hamster by intratracheal instillation of benzo (a) pyrene. J. N. C. I. 28, 467—491 (1962).

[38] Gross, P., Tolker, E., Babyak, M. A., Kaschak, M.: Experimental lung cancer in hamsters. Arch. Environ. Health 11, 59—65 (1965).

[39] Miller, L., Smith, W. E., Berliner, S. W.: Tests for effect of asbestos on benzo (a) pyrene carcinogenesis in the respiratory tract. Ann. N. Y. Acad. Sci. 132, 489—500 (1965).

[50] Saffiotti, U., Cefis, F., Kolb, L. H., Shubik, P.: Experimental studies of the conditions of exposure to carcinogens for lung cancer induction. J. Air Pollution Control Ass. 15, 23—25 (1965).
[41] Herrold, K. M.: Upper respiratory tract tumors induced in Syrian hamsters by N-methyl-N-nitroso-Urea. Int. J. Cancer 6, 467—491 (1962).
[42] Shabad, L. M., Pylev, L. N.: Morphological lesions in rat lungs induced by polycyclic hydrocarbons. In: Morphology of Experimental Respiratory Carcinogenesis. AEC Symposium Series no 21, 227—242 (1970).
[43] Smith, W. F., Miller, L., Elsasser, R. F., Hubert, D. D.: Test for Carcinogenicity of asbestos. Ann. N. Y. Acad. Sci. 132, 456—488 (1966).
[44] Schreiber, H., Nettesheim, P., Martin, D. H.: Rapid development of bronchiolo-alveolar squamous cell tumors in rats after intratracheal injection of 3-methyl-cholanthrene. J. N. C. I. 49, 541—554 (1972).
[45] Feron, V. J.: Respiratory tract tumors in hamsters after intratracheal instillations of benzo (a) pyrene alone and with furfural. Cancer Res. 32, 28—36 (1972).
[46] Pylev, L. N.: Morphological lesions in rat lungs induced by intratracheal injection of chrysotile asbestos alone and with benzo (a) pyrene. Vop. Onkol. 18, 40—45 (1972).
[47] Sellakumar, A. R., Shubik, P.: Carcinogenicity of 7 H-Dibenzo (c, g) carbazole in the respiratory tract of hamsters. J.N.C.I. 48, 1641—1646 (1972).
[48] Vosamäe, A.: International Agency for Research on Cancer, Annual Report 1971, p. 46, Lyon 1972.
[49] Blair, W. H., Otero N., Rao, H.: Development of lung neoplasms in rats treated with 7,12-Dimethyl-benz (a) anthracence. In: Proc. Amer. Ass. Cancer Res. 64th annual meeting, Atlantic City. 1973.
[50] Andervont, H.B.: Pulmonary tumors in mice. IV. Lung tumors induced by subcutaneous injection of 1,2,5,6-Dibenzanthracene in different media and by direct contact with lung tissues. Publ. Health Rep. (Wash.) 52, 1584—1589, 1937.
[51] Kuschner, M., Laskin, S., Christofano, F., Nelson, N.: Experimental carcinoma of the lung. In: Proc. 3rd Nat. Cancer Conf. 485—495, Philadelphia, 1957.
[52] Brown, C. F.: Carcinoma of the rat lung from intrapleural methylcholanthrene. Arch. Path. (Chicago) 76, 347—353 (1963).
[53] Stanton, M. F., Blackwell, R.: Induction of epidermoid carcinoma of the lungs of rats. A new method based upon deposition of methycholanthrene in areas of pulmonary infarction. J.N.C.I. 27, 375—407 (1961).
[54] Stanton, M. F., Wrench, C.: Mechanism of mesothelioma induction with asbestos and fibrous glass. J.N.C.I. 48, 797—821 (1972).
[55] Druckrey, H., Preussmann, R.: Erzeugung von Lungenkrebs durch subkutane Injektion von N,N-Diamylnitrosamin an Ratten. Naturwissenschaften 49, 111—112 (1962).
[56] Mori, K.: Induction of pulmonary tumors in rats by subcutaneous injection of 4-nitroquinoline-1-oxide. Gann. 53, 303—308 (1962).
[57] Rapp, H. J., Carleton, J. H., Chrisler, C., Nadel, F. M.: Induction of malignant tumors in the rabbit by oral administration of diethylnitrosamine. J.N.C.I. 34, 453—511 (1971).
[58] Lijinsky, W., Tomatis, L., Wenyon, C. F.: Lung tumors in rats treated with N-nitrosoheptamethyleneimine and N-nitrosooctamethyleneimine. Proc. Soc. exp. Biol. (N.Y.) 130, 945—949 (1969).

[59] MONTESANO, R., SAFFIOTTI, U., SHUBIK, P.: The role of topical and systemic factors in experimental respiratory carcinogenesis. In: Inhalation Carcinogenesis. AFC Symposium Series no. 18, 353—371, 1970.

[60] ALTHOFF, J., KRÜGER, F. W., MOHR, W., SCHMÄHL, D.: Dibutylnitrosamine carcinogenesis in Syrian golden and Chinese hamsters. Proc. Soc. exp. Biol. (N.Y.) 136, 168—173 (1971).

[61] POUR, P., CARDESA, A., ALTHOFF, J., MOHR, U.: Tumorigenesis in the nasal olfactory region of Syrian golden hamsters as a result of Di-n-propylnitrosamine and related compounds. Cancer Res. 34, 16—26 (1974).

Kh. Lohs, W. Gibel

Einige aktuelle Fragen zur umwelttoxikologischen Bewertung von Schadstoffen in der Atmosphäre

Fragen der umwelttoxikologischen Bewertung rücken immer stärker in den Mittelpunkt sowohl des fachspezfischen Interesses [1] als auch der allgemeinen Aufmerksamkeit breiter Bevölkerungskreise [2]. Naheliegenderweise stehen hierbei die Probleme der Schadstoffbewertung in der Atmosphäre im Vordergrund der Diskussionen und der Maßnahmen.

Im Bereich der RGW-Staaten existieren gegenwärtig für 135 einzelne Luftschadstoffe bewertende Normative [3]. Sie ermöglichen es, daß durch staatliche bzw. gesetzgeberische Maßnahmen ein unmittelbarer Einfluß auf die Verbesserung der lufthygienischen Situation genommen werden kann. Es ist dies ein erfreulicher Anfang zur Erfassung und Kontrolle von Luftschadstoffen; daran knüpfen sich berechtigt viele Erwartungen einer Verbesserung der mancherorts schon kritischen Situation. Der administrativen Regulierungsmöglichkeit in den 135 Einzelfällen steht jedoch die bereits nach Hunderten zählende und von Jahr zu Jahr anwachsende Menge neuer Schadstoffe in der Atmosphäre gegenüber.

Einer der Hauptgründe für diesen Sachverhalt liegt im weiteren Ausbau der Stoff- und Energiewirtschaft sowie des Verkehrswesens und der damit zwangsläufig verbundenen Verbreiterung der Produkt- wie auch der Abproduktpalette. Es hat sich so ein bedenkliches Mißverhältnis zwischen toxikologisch zu bewertenden Schadstoffen und der real vorhandenen toxikologischen Test- und Forschungskapazität herausgebildet. Hinzu kommt nun noch, daß die sich ständig verfeinernde Analysenmeßtechnik es uns immer präziser gestattet, Schadstoffe unterschiedlichster Art und Menge zu erfassen und damit in die Bewertung einzubeziehen. Dies ist ein weiterer der Gründe dafür, daß uns die Problematik der Abprodukt- und Schadstoffsituation immer deutlicher vor Augen tritt.

Stellen wir hier zunächst die Frage, ob wir tatsächlich immer den richtigen Standpunkt zur Bewertung der Schadstoffsituation einnehmen?

Wir erfassen die uns nach den bisher vorliegenden Erfahrungen als wesentlich erscheinenden Substanzen, die — unter den gegebenen Bedingungen — meßtechnisch zugängig sind [4]. Nun haben aber die Wandlungen in der Schwerpunktbildung umwelttoxikologischer Bewertungen gezeigt, daß man nicht im „Rausch der Datensammlung“ unkritisch internationalen Trends folgend einzelnen Verbindungen zuviel Bedeutung geben darf, weil dann die Gefahr besteht, daß wir uns dabei den Blick für territorial begrenzt auftretende, aber toxikologisch weitaus wesentlichere Schadstoffe verstellen.

So spektakulär es auch in den letzten beiden Jahrzehnten war, bestimmte Agrochemikalien und insbesondere das zur Leit- und Modesubstanz gewordene DDT in seiner weltweiten Verbreitung auf dem Land-, Wasser- und Luftwege zu verfolgen, so sehr besteht doch heute Einmütigkeit darin, daß für die toxikologische Bewertung der lufthygienischen Situation in den industriellen und den kommunalen Ballungszentren unserer Republik die DDT-Bedeutung drittrangig ist. Hingegen müssen der Gehalt an Reizgasen, vor allem an Nitrose, sowie die Luftverunreinigungen mit ungesättigten halogenaktivierten Verbindungen, insbesondere Vinylchlorid, sowie mit polyzyklischen Kohlenwasserstoffen wie Benzpyren, ebenso aber auch Metall- bzw. Metalloxid-Stäube oder metallorganische Verbindungen, ferner mineralische Stäube (insbesondere bestimmte Asbeste) als weitaus wesentlicher angesehen werden.

Dort, wo nun toxikologisch relevante Daten über erwiesene oder vermutete Schadstoffeffekte ermittelt und daraus Grenzwerte abgeleitet wurden, darf jedoch keinesfalls der Schluß gezogen werden, daß bei der Einhaltung dieser Werte nunmehr und für alle Zeit damit die gesundheitliche Unbedenklichkeit testiert sei! Der derzeitige Wissensstand erlaubt keine verabsolutierbaren Sicherheitsgarantien. Die Relativität der Grenzwerte ist aber damit kein Freibrief für ihre Dehnbarkeit. Wir möchten hier unterstreichen, was in diesem Zusammenhang einer der Vorredner, zu den Fragen der Ermittlung von Grenzwerten für kanzerogene Grenzwerte ausgeführt hat (s. Beitrag Schramm u. Teichmann).

Eine ganz andere und ebenfalls sehr wichtige Frage lautet in diesem Zusammenhang: Wie weit reicht das tatsächlich in Betracht zu ziehende Schadstoffspektrum? Rekrutiert es sich aus den annähernd 10 000 synthetischen Finalprodukten und den daraus resultierenden mehreren zehntausend Abbau- bzw. Zersetzungsprodukten, oder sind es vielleicht weitaus mehr als bisher beachtet die „Naturstoffe"? Von ihnen haben wir analytisch bisher höchstens ein Promille dessen erfaßt, was die Biosphäre an Verbindungen noch enthält [5]. Der unbestreitbare Fortschritt der analytischen Chemie läßt uns in dieser Frage häufig den realen Erkenntniszuwachs überschätzen. Bedenken wir deshalb, daß die Umweltanalytiker gerade erst mit ihrer Arbeit begonnen haben; allein die Aerochemie wird uns speziell in diesem Zusammenhang noch viele Jahrzehnte beschäftigen und dabei für handfeste Überraschungen sorgen.

Wir sind in der Bewertung der umwelttoxikologischen Situation und damit in der atmosphärischen Schadstoffbewertung durchaus in einer mit den Raumfahrern vergleichbaren Lage. Der erdnahe Raum und der Mond wurden „erobert", aber was ist das gegen unser Planetensystem oder gar die Sterne der Milchstraße.

Was sollte nun nach unserer Auffassung kurz- und mittelfristig bei den weiteren Arbeiten über toxikologische Bewertungskriterien für die Schadstoffe der Atmosphäre besonders beachtet werden bzw. welche Fragen sind besonders aktuell?

1. Es müssen die für die spezielle lufthygienische Situation des betreffenden

Territoriums tatsächlich *wesentlichen* Schadstoffe untersucht werden. Dies ist nicht so simpel, wie es auf den ersten Blick scheint [4, 5]. So kann für den Ballungsraum Halle—Leipzig—Bitterfeld gegebenenfalls das Problem der Nitrosaminbildung in der Atmosphäre viel wesentlicher sein als die SO_2-Frage; die Schwermetallbelastung für die Bewohner von Böhlen und Espenhain wird sich angesichts des Sulfidanteils unter dortigen atmosphärischen Schadstoffen gegebenenfalls weitaus weniger problematisch darstellen als dies in Berlin der Fall ist, wo Straßen- und Flugverkehr zu einer Bleiauflage führen, die in Verbindung mit nitrosen Gasen und kondensierten Kohlenwasserstoffen zeitlich und örtlich bedenklich über den gültigen Grenzwerten liegt. Die bisherigen Trendberechnungen weisen hierbei eine noch bis zur Schwelle des Jahres 2000 ansteigende Tendenz auf (s. Vortrag Hünigen/Prietsch).

2. Besonders dringend für eine wirklichkeitsgerechte Schadstoffbewertung ist die bessere Kenntnis der Ausbreitungsvorgänge von Schadstoffen in der Atmosphäre. Dazu gehört auch das entscheidend zu verbessernde Wissen über die sich bei dieser atmosphärischen Schadstoffausbreitung vollziehenden chemischen Umsetzungen der einzelnen Komponenten (sowohl im Sinne einer Giftwirkung als auch der Entgiftung, einschließlich der dabei eine Rolle spielenden Synergismen und Antagonismen). Es handelt sich dabei um eine noch weitgehend unbekannte Chemie im Spurenbereich, denn immerhin machen die atmosphärischen Spurenstoffe nur 0,02% im Gemisch mit den „Hauptgasen" Stickstoff und Sauerstoff aus. Eine bloß physikalisch-meteorologische Beschreibung der Ausbreitungsprozesse reicht keinesfalls für die Bewertung aus. Dieser Sachverhalt ist international inzwischen allgemein erkannt worden und auch national beginnt man hieraus Konsequenzen für die Forschungsprogramme abzuleiten [6].

3. Die toxikologische Bewertung von Schadstoffen in der Atmosphäre darf sich nicht allein auf die Werte der analytischen Chemiker und der Toxikologen stützen. Sie muß in noch viel stärkerem Maße als bisher mit den parallelen Erhebungen der Epidemiologen in Übereinstimmung gebracht werden. Chemiker, Toxikologen und Epidemiologen bedürfen hierbei gemeinsam einer vertieften Kenntnis der biochemischen Variabilität der Organismen. Insbesondere gilt dies für Prozesse der körpereigenen Metabolisierungsvorgänge und damit verknüpfter enzymatischer Induktionen einschließlich der Aufklärung der repair-Prozesse, d. h. die „individuelle Reaktionslage" des Menschen gegenüber den Schadstoffbelastungen im allgemeinen und denen der Atmosphäre im besonderen muß weit mehr als bislang üblich in Betracht gezogen werden. Dies reicht von den biochemisch-morphologisch faßbaren Schäden bis hin zum psychohygienischen und neurologischen Bereich. Unter psychopathologisch-neurologischen Aspekten können Fremdstoffe der Atmosphäre zu Schadstoffen werden, indem sie sich als das auslösende Agenz für die Entstehung des bisher noch ungenügend beachteten und deshalb kaum erforschten „chemischen Stress" erweisen. Von diesem Sachverhalt geht man im Unterschied zu den USA und anderen Staaten in der UdSSR bei der Festlegung von Normen für Luftschadstoffe aus, indem man aus sowjetischer Sicht im Hin-

blick auf Arbeitsfähigkeit und Wohlbefinden auch die psychosensorischen und psychomotorischen Effekte als gesundheitsschädlich einstuft. Dies sollte auch denen zu denken geben, die in Anlehnung an die Strahlenbiologie einer molekularbiologisch motivierten „toxikologischen Treffertheorie" das Wort reden. Wir meinen, daß hier aus der Molekularbiologie „Molekularphilosophie" wird.

4. Schließlich sollten die Schadstoffe aus kommunalen und industriellen Quellen stets nur als die *eine* Seite des Bewertungsproblems gesehen werden, während zur Vervollständigung des „Bildes" auch die andere Seite gehört, nämlich die individuellen Schadstoffquellen im persönlichen Lebensbereich. In unserem Falle, d. h. in der DDR, sind dies die über 30 Milliarden kleinen weißen Schornsteine, die nicht nur für die Raucher allein eine gesundheitliche Mehrbelastung darstellen. Viele der atmosphärischen Schadstoffe aus Kraftwerks- und Industrieschornsteinen kommen bekanntlich auch im Tabakrauch vor; genannt seien hier unter vielen nur das Benzpyren, die Nitrosamine und auch das Vinylchlorid!

5. Ganz generell müssen alle Sachkundigen wesentlich intensiver noch als bisher schon dem Laien und ganz besonders auch den Journalisten eine realistische Risikobewertung und emotionsfreie Analyse der Situation auf dem Gebiet der Schadstoffbelastung vermitteln. Damit tragen sie nicht nur zur Versachlichung der Diskussion von Umweltschutzfragen bei, sondern es wird dem solchermaßen informierten Bürger auch die Möglichkeit gegeben, sich selbst Bewertungsmaßstäbe für sein eigenes Verhalten zu schaffen und damit ein „Umweltbewußtsein" zu entwickeln.

Zusammenfassend möchten wir zu der Schlußfolgerung kommen, daß die toxikologische Bewertung der Schadstoffe in der Atmosphäre als ein unabdingbares Erfordernis bei einer weiteren Industrialisierung und Urbanisierung unseres nicht unbegrenzten Lebensraumes ebenso wie bei der individuellen Lebens- und Freizeitgestaltung verstanden werden muß. Bei der Einschätzung von Schadstoffursachen und daraus abgeleiteter Bewertungen spielt vorerst noch das Wort „vermutlich" eine erhebliche Rolle. Dies müssen wir — Toxikologen, Onkologen, Arbeitsmediziner und Chemiker — als eine provozierende Vokabel auffassen, die uns zu noch intensiverer Forschung auf diesem wissenschaftlich wie gesamtgesellschaftlich gleichermaßen wichtigen Gebiet stimuliert.

Literatur

[1] Henschler, D.: Veränderungen der Umwelt — Toxikologische Probleme, Angew. Chem. **85** (1973), Nr. 8, 317—326.
Lohs, Kh.: Sitzungsberichte der AdW der DDR Nr. 15/1973 Aktuelle Probleme der chemischen Toxikologie Berlin 1974.

[2] Lohs, Kh., Döring, S.: Der Mensch im Mittelpunkt, Berlin 1975.

[3] Sidorenko, G. I., Horn, K.: Aktuelle Fragen der Lufthygiene-Forschung, Z. ges. Hyg. **22** (1976) Nr. 11, 823—828.

[4] BULLRICH, K.: Atmosphärische Spurenstoffe, Naturwissenschaften **63** (1976) 171–179.
[5] BLUMER, M.: Organische Verbindungen in der Natur: Die Grenzen unseres Wissens, Angew. Chem. **87** (1975) Nr. 15, 527–534.
[6] ROLLE, W.: Sitzungsberichte der AdW der DDR Nr. 12 N/1976, Berechnung von Schadstoffkonzentrationen in der Atmosphäre Berlin 1976. Sitzungsberichte der AdW der DDR Nr. 6 N/1976 Schadstoffemission und Ausbreitung, Berlin 1976.

K. Duwe, D. Sprecher

Das Ausmaß und die Bewertung von Fremd- und Schadstoffen in der Luft am Arbeitsplatz

Die Entwicklung der industriellen Produktion von Grundstoffen, Halbzeugen, Anlagen und Gebrauchsgegenständen hat zu einem früher unbekannten Ausmaß an Luftverunreinigungen geführt. Viele industrielle Produktionsverfahren und Arbeitsvorgänge sind mit der Emission von Schadstoffen verbunden.

Die bei der Gewinnung, Umwandlung, Transport, Lagerung, Be- und Verarbeitung von Stoffen entstehenden Stäube, Rauche, Gase, Dämpfe oder Nebel sind entweder Teil und/oder lästige Nebenerscheinungen der Produktion.

Dabei wird die Emission technologisch nur unvollständig beherrscht. Die Gesamtemission kann in eine kontrollierte Emission und eine unkontrollierte Emission unterteilt werden.

Unter der kontrollierten Emission versteht man den Anteil der Gesamtemission, der durch technische Maßnahmen in gerichtete Kanäle gelenkt wird, während unkontrollierte Emissionen den Rest darstellen, der sich solchen Maßnahmen entzieht und damit zur Ursache für die Schadstoffbelastung in der Luft am Arbeitsplatz wird. Erfahrungsgemäß treten Schadstoffemissionen mit mehr oder weniger hohen unkontrollierten Anteilen vor allem bei folgenden Prozessen auf:

1. Beim Mahlen, Schleifen, Schmirgeln, Sägen, Schneiden, Brechen, Sieben
2. Bei der Anwendung organischer Lösungsmittel oder lösungsmittelhaltiger Produkte
3. Bei Verbrennungsprozessen
4. Beim Schmelzen von Metallen
5. Bei der chemischen Behandlung metallischer Oberflächen (Ätzen, Beizen, Galvanisieren)

Die folgende Übersicht verdeutlicht, bei welchen Prozessen mit welchen Schadstoffen zu rechnen ist.

Man kann davon ausgehen, daß für die Mehrzahl der bedeutenden Schadstoffe Grenzwerte bekannt sind, bei deren Unterschreitung eine Gesundheitsgefährdung praktisch ausgeschlossen werden kann. In Form der MAK-Werte, die aus Beobachtungen im Tierversuch oder aus langjährigen Erfahrungen mit exponierten Menschen in der Industrie abgeleitet wurden, sind diese Grenzwerte bei uns in gesetzlich verbindlichen DDR-Standards festgelegt.

Formverändernde Prozesse	Schadstofftyp	Beispiele für konkrete Schadstoffe
Mahlen Schleifen Sägen Feilen Bohren	Stäube	Quarz Asbest Metalle Hölzer Plastwerkstoffe
Mit Hitzeeinwirkung verbundene Prozesse		
Schweißen Löten Schmelzen Gießen Verbrennen	Rauche u. Gase	Metalloxide (Fe, Mn, Pb, Zn usw.) Kohlenmonoxid Nitrose Gase Ozon
Handhabung von Feststoffen		
Schütten Mischen Umfüllen	Stäube	Zement Quarz Chemikalien (Düngemittel usw.)
Anwendung von Flüssigkeiten		
Farbspritzen Entfetten Trockenreinigen Ätzen Galvanisieren Chemische Reaktionen	Gase Dämpfe Nebel	Aromatische KW Essigsäureester Halogen-KW Blausäure Flußsäure Schwefelsäure Isocyanate

Die Gesamtheit der Schadstoffe wurde dabei unterteilt in die Gruppen der toxischen und der nichttoxischen fibrogenen oder inerten Stäube.

Die MAK-Werte für toxische Stoffe, die in Form von Gasen, Dämpfen, Stäuben, Rauchen und Nebeln auftreten können, sind in den TGL 22310/01 und TGL 326000/2···15 festgelegt, diejenigen für fibrogene Stäube in der TGL 22311 bzw. 32601.

Die bloße Festsetzung von MAK-Werten bedeutet natürlich nicht, daß diese auch tatsächlich eingehalten werden. Dieses Ziel zu erreichen, erfordert beharrliche Arbeit.

Gemäß der 2. DB zur Standardisierungsverordnung wird in Fällen, in denen die

Einhaltung verbindlicher Standards aus technischen oder ökonomischen Gründen nicht möglich ist, die Erteilung von Ausnahmegenehmigungen zur Abweichung vom Standard erforderlich. Ausnahmegenehmigungen werden vom Präsidenten des ASMW, bei arbeitshygienischen Standards in seinem Auftrag vom Minister für Gesundheitswesen erteilt. Diese zentrale Regelung sollte es eigentlich gestatten, jederzeit einen Überblick über die Betriebe zu haben, in denen Werktätige unerlaubt hohen Schadstoffkonzentrationen exponiert sind. Leider funktioniert dieses System noch nicht so, daß daraus Rückschlüsse auf die Zahl der oberhalb der MAK Exponierten gezogen werden könnten. Jedoch ist die Zahl der erteilten Ausnahmegenehmigungen seit Beginn der arbeitshygienischen Standardisierung stetig angestiegen, so daß bereits bestimmte Schwerpunkte erkennbar sind. Im Jahre 1976 wurden 20 Betrieben Ausnahmegenehmigungen zur Abweichung von der TGL 22 310 (toxische Stoffe) und 9 Betrieben Ausnahmegnehmigungen zur Abweichung von der TGL 22 311 (nicht toxische Stäube) erteilt.

Die seit Beginn der Standardisierung (1966) erteilten Ausnahmegenehmigungen betrafen 14 verschiedene Substanzen, nämlich Quecksilber, Blei, Kohlenmonoxid, Schwefelkohlenstoff, Schwefelwasserstoff, Schwefelsäureaerosole, Benzol, Toluol, Xylol, Essigsäureester, Methanol, Äthanol, Butanol und Ammoniak. Dem stehen standardisierte Grenzwerte für 177 Stoffe gegenüber. Für die Mehrzahl der mit MAK-Werten belegten toxischen Stoffe gibt es zur Zeit nur eine ungenügende Übersicht über die Zahl der gegenüber diesen Stoffen exponierten Werktätigen und dem Expositionsgrad. Die Ursache dafür liegt in der Schwierigkeit, diese Stoffe mit den bei den Aufsichtsorganen vorhandenen personellen und apparativen Kapazitäten analytisch zu erfassen. Die vorhandene Kapazität wird außerdem bevorzugt für die Überwachung solcher Arbeitsplätze eingesetzt, an denen erfahrungsgemäß mit dem Auftreten von Berufskrankheiten gerechnet werden muß.

Einer Gesamtzahl von 306 BK im Jahre 1975 durch toxische Stoffe (ohne Hauterkrankungen) stehen 566 Silikosen und 253 Asbestosen (= 819) gegenüber. Die verhältnismäßig geringe Zahl von Berufskrankheiten durch toxische Stoffe macht deutlich, daß hier noch eine große Dunkelziffer aufzuhellen ist. Viele Vergiftungen werden auch als Unfälle gemeldet (jährlich $>$ 800). Heute besteht die eindeutige Tendenz, die MAK-Werte für eine Reihe von Stoffen weiter abzusenken. Parallel dazu werden sogenannte biologische Expositionstests als Indikatoren für den Expositionsgrad immer mehr verfeinert.

Die Herabsetzung von MAK-Werten erfolgt im Zuge der Vereinheitlichung von Standards der DDR mit denen der UdSSR. Bemerkenswert sind vor allem die ab 1. 1. 1978 verbindlich werdenden neuen MAK-Werte für Blei, Quecksilber und Benzol, die nur noch ein Zehntel der bisherigen Höhe betragen und neue sowjetische und DDR-Forschungsergebnisse berücksichtigen.

Wo liegen zur Zeit die Schwerpunkte für das Auftreten unzulässiger Konzentrationen toxischer Stoffe in der Luft am Arbeitsplatz? Kohlenmonoxid ist die häufigste Ursache für berufliche Intoxikationen. Das Auftreten von CO ist nicht auf bestimmte Industriezweige beschränkt, jedoch tritt es gehäuft bei der Herstellung von Generatorgas, in Gaswerken sowie beim Betrieb von Verbrennungsmotoren in geschlossenen Räumen (Autowerkstätten, Betrieb von Dieselgabelstaplern usw.) auf.

Halogenkohlenwasserstoffe nehmen den zweiten Rang ein. Abgesehen von den Pestiziden wie DDT und Hexachlorcyclohexan, die in dieser Gruppe wesentlichen Anteil an den Berufskrankheiten haben, sind vor allem die industriellen Trichloräthylen-Metall-Entfettungsanlagen von Bedeutung. Auch in Trockenreinigungsanlagen (Münzreinigungsanstalten) werden oft die MAK-Werte überschritten.

Hingewiesen werden muß auch auf das Problem der Halanbelastung der Anästhesisten und des Anästhesiepersonals.

Für Halan, das 2-Brom-2 Chlor-1,1,1-Trifluoräthan, wurde ein MAK_D-Wert (zulässige mittlere Tageskonzentration) von 50 mg/m³ und ein MAK_K-Wert von 150 mg/m³ festgelegt.

Bei einer 1975/1976 in verschiedenen Bezirken der DDR von den Inspektionen Gesundheitsschutz in den Betrieben durchgeführten Untersuchung ergab sich folgendes Bild:

In Berlin wurden von 15 untersuchten OP-Räumen nur in einem Fall die MAK-Werte eingehalten. Von 41 in 6 andereren Bezirken überprüften OP wurden nur in 6 OP Bedingungen angetroffen, die arbeitshygienisch nicht zu beanstanden waren.

Hohe Verunreinigungen der Arbeitsraumluft durch das klassische Berufsgift Blei treten trotz ständiger Anstrengungen nach wie vor in praktisch allen Akkumulatorenfabriken und bei der Bleiverhüttung auf.

Quecksilber tritt in unzulässig hohen Konzentrationen in Relaisfabriken, bei der Acetaldehydsynthese, wo es als Katalysator dient, bei der Chlorkalielektrolyse nach dem Amalgamverfahren und in Kleinbetrieben bei der Thermometeranfertigung auf.

Auch der Quecksilbergehalt bestimmter Erdgasvorkommen hat arbeitshygienische Probleme mit sich gebracht.

Organische Hg-Verbindungen finden Anwendung als Saatbeizmittel und bilden ein ernsthaftes arbeitshygienisches Problem in der Landwirtschaft.

Benzol ist vor allem als Verunreinigung in Lösungsmitteln von Bedeutung. So enthalten viele Kleber, die in der Schuhindustrie oder bei der Herstellung von Gummibooten Anwendung finden, Benzol zwar nur als Fremdstoff, aber doch in Konzentrationen, die MAK-Überschreitungen bewirken können.

Lösungsmittel von Toluol, Xylol, Essigsäureestern und Alkohol spielen insgesamt eine geringere Rolle hinsichtlich pathotroper Valenz als Luftschadstoff am Arbeitsplatz.

Der Übergang zur industriellen Produktion hat dazu geführt, daß auch in der Landwirtschaft zunehmend Schadstoffe in unzulässig hohen Konzentrationen auftreten. Hier sind es vor allem die Saatbeizmittel, Pestizide und Düngemittel, die beim Umschlag in den agrochemischen Zentren und auch bei der Ausbringung erhöhte Expositionen zur Folge haben.

Formaldehyd ist ein weit verbreiteter Schadstoff in der Möbelindustrie und bei der industriellen Fertigung von Faserplatten, die mit Formaldehyd-Harnstoffharzen verleimt werden.

Schwefelkohlenstoff stellt in der Kunstfaserindustrie nach wie vor ein ernsthaftes arbeitshygienisches Problem dar. Zur Zeit wird in mehreren Betrieben der MAK-Wert von 50 mg/m³ nicht eingehalten, während in der UdSSR erst vor kurzem der Grenzwert von 10 mg/m³ auf 1 mg/m³ abgesenkt wurde.

Eine der Zahl nach große Gruppe von Schadstoffexponierten bilden die Schweißer. Metalloxidrauche, Fluoride, Kohlenmonoxid, Nitrose Gase und Ozon treten vor allem beim Schweißen in engen Räumen oberhalb der zulässigen Grenzen auf.

Mit der Aufnahme der Produktion von Polyurethanen gewannen die Isocyanate, vor allem des TDI, an Bedeutung. Da in diesem Falle die aus anderen Ländern vorliegenden umfangreichen Erfahrungen genutzt werden konnten, verlief die Einführung in der DDR jedoch relativ problemlos.

Diese kurze Übersicht zeigt, daß klassische Noxen noch immer überragende arbeitshygienische Bedeutung besitzen. Mit der Einführung neuer Technologien können neue Schadstoffe und bei der Bewertung altbekannter Schadstoffe neue Gesichtspunkte zu beachten sein. Die Staubbekämpfung am Arbeitsplatz stellt nach wie vor eine arbeitshygienische Schwerpunktaufgabe dar.

Die berufsbedingten Lungenkrankheiten (BK Nr. 27, 28, 29–32 u. 41) nehmen in der Berufskrankheitenstatistik insgesamt den dritten Platz nach lärmbedingter Schwerhörigkeit und Hautkrankheiten ein.

Unter dem Gesichtspunkt, daß bei den Silikosen und Asbestosen als den wichtigsten beruflichen Lungenkrankheiten die Erkrankung grundsätzlich irreversibel ist, und sie auch ohne weitere Exposition fortschreiten kann, ihre Latenzzeiten bei 10–20 Jahren liegen, das Ausmaß der Körperschäden gegenüber anderen Berufskrankheiten zu erheblichen Leistungseinschränkungen führt und die Berufskrankheit in mehr als 60% der Fälle als Todesursache konstatiert wird, sind diese Gesundheitsschäden durch Luftschadstoffe folgenschwer und von erheblicher sozialpolitischer Bedeutung. Hohe Erkrankungshäufigkeiten bei *Silikosen* ergeben sich in folgenden Industriezweigen:

01 Kohle und Energie
05 Schwermaschinen- und Anlagenbau
02 Erzbergbau, Metallurgie und Kali
11 Baumaterialindustrie
10 Glas- und Keramikindustrie
20 Geologie

Asbestosen stammen vor allem aus Expositionen in den Industriezweigen:

03 Chemische Industrie
01 Kohle und Energie
12 Verkehrswesen
02 Erzbergbau, Metallurgie und Kali und
05 Schwermaschinen- und Anlagenbau.

Bei den wichtigsten beruflichen Lungenerkrankungen Silikosen, Asbestosen und

Krebsen durch Asbest ist hervorzuheben, daß die Einschränkung der Exposition durch Staubbekämpfungsmaßnahmen die einzige wirksame Prophylaxe darstellt.

Besondere Aufmerksamkeit bei der Prophylaxe gegenüber Pneumokoniosen ist den eigentlich verursachenden kristallinen Substanzen zu widmen:

Quarz (SiO_2 als Quarz, Cristobalit und Tridymit)

Asbest (faserförmige Schicht- und Bändersilikate als Chrysotil, Anthophyllit und Krokydolit)

die in der atembaren Feinfraktion (< 5 µm) des Schwebestaubes enthalten sind.

Auf diese Substanzen und deren Gemische mit inerten Stoffen beziehen sich die in den DDR-Standards TGL 22 311 und TGL 32 601 festgelegten Meß- und Bewertungsvorschriften.

Für reinen Quarzstaub gelten MAK_D-Werte als Schichtmittelwerte

– numerisch:

100 T/cm^3 (Konimeterwerte)

– gravimetrisch:

0,1 mg/m^3 (atembarer Feinstaub)

Die gravimetrischen MAK-Werte nach TGL 32 601 gelten ab 1. 1. 1978 für die Projektierung und Rekonstruktion von Betrieben.

Für reinen Asbeststaub gelten MAK_D-Werte als Schichtmittelwerte

– numerisch: 2 Fasern/cm^3 (Konimeterwerte)

– gravimetrisch: 0,05 mg/m^3 (atembarer Feinstaub)

Im Hinblick auf nichtfibrogene Wirkungen nichttoxischer Stäube (chron. Bronchitis u. a.) wird auch die Gesamtstaubkonzentration mit gravimetrischen Kurzzeitwerten zwischen 1 und 10 mg/m^3 begrenzt. Trotz vielfältiger Erfolge bei der staubtechnischen Sanierung von Arbeitsplätzen ist in den letzten Jahren die Anzahl der Staubexponierten gestiegen und die Anzahl der Staubgefährdeten (über dem MAK-Wert Exponierte) nicht wesentlich zurückgegangen.

Die Anzahl der gegenüber fibrogenen Stäuben Exponierten in der DDR wird mit über 100 000 geschätzt. Nach unseren Untersuchungen werden die MAK-Werte an den Arbeitsplätzen derzeit nur zu ca. 50% eingehalten.

Hinsichtlich der absoluten Höhe der Arbeitsplatzkonzentrationen kann neben einer zunehmenden Einhaltung auch bei Überschreitung der Staub-MAK-Werte festgestellt werden, daß sich das Niveau in den vergangenen Jahren insgesamt entscheidend abgeflacht hat und die Häufigkeit der mehr als 3fachen MAK-Wert-Überschreitungen wesentlich seltener geworden ist. Das ist ein entscheidender Fortschritt und bedeutet, daß schwere Verlaufsformen der Pneumokoniosen bei jüngeren Werktätigen mit Expositionszeiten von weniger als 5 Jahren fast nicht mehr vorkommen. Andererseits steigen die technischen Schwierigkeiten und der ökonomische Aufwand mit niedriger werdendem Konzentrationsniveau progredient an.

Die auch weiterhin notwendigen Anstrengungen in der Luft-Schadstoffbekämpfung zur Vermeidung von Gesundheitsschäden und von Schäden in der Umwelt sind vor allem in drei Hauptrichtungen zu vervielfachen:

1. Bei bekannten Emissionsquellen sind alle technischen und organisatorischen Bekämpfungsmaßnahmen konsequent einzusetzen.
2. Sämtliche Gefahrenquellen sind festzustellen, zu bewerten, zu kennzeichnen und einzugrenzen.
3. Bei der Entwicklung und Einführung neuer Technologie und Arbeitsverfahren sind alle Forderungen des Gesundheits- und Arbeitsschutzes konsequent durchzusetzen. Insbesondere ist darauf zu achten, daß gefährliche Arbeitsstoffe weitgehend durch ungefährliche ersetzt werden (z. B. kein Quarzmehl als Füllstoff).

W. Grund

Lösungsmittel als Schadstoffe in der Atmosphäre

Bei der Behandlung des Themas wird vorwiegend auf das Auftreten von Lösungsmitteln in der Atmosphäre am Arbeitsplatz Bezug genommen.

Für den Toxikologen, aber auch für den Arbeits- und Kommunalhygieniker, sind die niedrigsiedenden Lösungsmittel, besonders aber die leichtflüchtigen mit niedriger Verdunstungszahl (bezogen auf Äther = 1) am interessantesten. Sie dringen vorwiegend über den wichtigsten Aufnahmeweg für berufliche Gifte, über den Atemtrakt, in den Organismus ein. Für hochsiedende und schwerflüchtige Lösungsmittel ist dagegen die Hautresorption charakteristisch.

Die *Warnwirkung*, die von Lösungsmitteln durch deren Kontakt mit dem Riechepithel ausgeht, darf keinesfalls überbewertet werden. Nur wenige Lösungsmittel geben sich unterhalb ihrer MAK zu erkennen. Hierzu zählen u. a. die sich unter dem Sammelbegriff Nitroverdünner verbergenden Ester, insbesondere Methyl-, Äthyl-, Propyl- und Amylazetat, denen eine relativ geringe Toxizität zukommt, obwohl sie die Schleimhäute der Atemwege stark reizen.

Bei einigen wichtigen Lösungsmitteln, zu denen Aceton, Äthanol, Methylenchlorid und Perchloräthylen zählen, deckt sich etwa die maximale Arbeitsplatzkonzentration (MAK) mit der Geruchsschwelle. Äußerst bedauerlich ist es jedoch, daß gerade die heimtückischsten Lösungsmittel, wie Benzol und Tetra, die uns eine Fülle toxikologischer Probleme liefern, sich geruchlich erst dann zu erkennen geben, wenn ihr MAK-Wert wie beim letzteren 10mal, beim Benzol sogar 60mal überschritten ist. Auch Methanol ist hier mit 30facher Überschreitung der Geruchsschwelle einzugliedern.

Unter dem Aspekt der weiteren Absenkung der MAK-Werte von Lösungsmitteln muß zukünftig die Überwachung der Atmosphäre am Arbeitsplatz mit hochempfindlichen Analysengeräten durchgeführt werden.

Unter den Halogenkohlenwasserstoffen befinden sich nahezu untoxische Verbindungen, die als Kältemittel und moderne katalytisch wirkende Feuerlöschmittel eingesetzt werden. Andererseits sind in dieser Gruppe aber auch die besonders toxischen und in großen Verbrauchsmengen produzierten Verbindungen Tetrachlorkohlenstoff, Chloroform, Trichloräthylen und Perchloräthylen zu nennen, deren Leberparenchym- und Neurotoxizität ausgiebig erforscht ist. Die Exposition gegenüber Tetrachloräthan bei gleichzeitiger Hitzeeinwirkung ließ in der tierexperimentellen Kombinationsforschung eine Wirkungssteigerung erkennen [1]. Ergebnisse dieser Art geben Veranlassung, die MAK abzusenken. Sekundäre Wirkungen der Dämpfe von Halogenkohlenwasserstoffen in der Atmosphäre sind zu erwarten, wenn diese durch hohe Temperaturen, wie sie im Lichtbogen oder in der Schweiß- und Schneidflamme vorliegen, zu hochtoxischen Phosgenen umgewandelt werden. Deshalb ist Schweißen und Schneiden in der Nähe von Metallreinigungsanlagen, die z. B. mit Tri, Tetra oder Per betrieben werden, nicht gestattet.

Ein weiteres Problem im Bereich der Medizin, insbesondere in Chirurgie und Anästhesiologie, ist die in den OP-Sälen anzutreffende Belastung durch das Inhalationsnarkotikum Halan, einem 2-Brom-2-Chlor-1,1,1-Trifluoräthan. Für den Patienten bei einmaliger Anwendung praktisch unschädlich, führt Halan bei chronischer täglicher Einwirkung oberhalb von 150 mg/m^3 zu vielseitigen Schäden, die sich einmal in gestörter Leberfunktion, in Beeinflussung der Vigilanz und zum anderen bei Ärztinnen und OP-Schwestern in einem Anstieg der Spontanabortrate und der congenitalen Abnormitäten äußerten.

Eine im Forschungsverband Arbeitsmedizin von Freye [2] angestellte tierexperimentelle Überprüfung am Mäusestamm DBA bestätigte die Teratogenität sowie die Schädigung der Embryogenese durch Halan.

Zur Überwachung besonders gefährdeter Werktätiger in Kunstseidenbetrieben der DDR wird seit einiger Zeit mit Erfolg das von Höhl, Leuschke und Viehrig entwickelte Schwefelkohlenstoff-Dosimeter eingesetzt, das wie eine Röntgenplakette am Kragen zu befestigen ist und die Expositionssumme anzeigt. Dies wird durch folgenden Aufbau erreicht:

Eine poröse Polytetrafluoräthylenfolie von 1 mm Dicke mit einem wirksamen Porenvolumen von 50% und einem mittleren Porendurchmesser von 60 µm deckt die Indikatorschicht ab. Diese besteht aus einem Papierblatt, das mit einer Lösung von Kupferacetat—Triäthanolamin—Diäthylamin getränkt ist. Als indifferente durchsichtige Schutzschicht dient eine Glasplatte. Die 3 Schichten wurden durch Verkleben zu einer Einheit verbunden.

Die Ausgabe 76 der sowjetischen GOST-Norm [3] sieht eine weitere Absenkung des MAK-Wertes von CS_2 auf 1 mg/m^3 vor. Damit wird auch bei diesem Stoff die Geruchsschwelle von 3 mg/m^3 unterschritten.

Lösungsmittel in Form reiner aliphatischer Kohlenwasserstoffe zeichnen sich durch eine sehr geringe Toxizität aus. So wird für aromatenfreies Benzin aller Siedebereiche ein MAK_D-Wert von 1000 mg/m^3 und ein MAK_K-Wert von 2000 mg/m^3 vorgeschrieben. Seit der Einstellung der Synthesebenzinproduktion (Schwarzheide) stehen in der DDR für technische Belange nur noch Benzine mit wechselndem Aromatengehalt zur Verfügung.

Auf Grund des Gehaltes an zyklischen Bestandteilen ist es erforderlich, die MAK-Werte der jeweiligen Chargen gesondert aus dem Aromatenanteil zu berechnen.

Es gibt vielseitige Möglichkeiten der Verunreinigung der Atmosphäre durch Zubereitungen, die Test-, Wasch- oder Lösebenzin enthalten, wie Klebstoffe, Farbverdünnungen, Spachtelmassen, Haushaltchemikalien, insbesondere Fleckentferner und Bohnermassen. Daneben sind bei der Herstellung und beim Vertrieb von Vergaser- und Dieselkraftstoffen, vor allem jedoch bei Umfüllarbeiten, erhebliche Konzentrationen in der Atmosphäre anzutreffen. Aus Gründen der Bequemlichkeit wird oftmals die Gaspendelleitung zwischen Tankwagen und Vorratsbehälter nicht angeschlossen, so daß sich u. U. bis zu 25 m^3 benzindampfgesättigte Luft = überschlagsweise 20 l verdampfter Kraftstoff in unmittelbarer Nähe der Umfüllstelle ansammeln. In diesem Falle geht nicht nur von den Aromaten, sondern auch vom Tetraäthylblei eine Gefährdung aus. Nach einer Angabe von Sherwood [4], auf die sich der US-Benzolstandard bezieht, sind Tankwarte bei der Arbeit mit aromatenhaltigen Kraftstoffen einer Benzol-Durchschnittskonzentration von rund 8 mg/m^3 ausgesetzt.

Die sogenannten BTX-Aromaten stellen mit Benzol an der Spitze arbeitshygienisch außerordentlich bedeutsame Verbindungen dar, die die Atmosphäre am Arbeitsplatz oft über das zulässige Maß hinaus belasten. Dies ist um so kritischer einzuschätzen, da Benzol ein Stoff ist, der beim Menschen erfahrungsgemäß Leukosen verursacht.

Nach Daly u. Mitarb. [5] wird vermutet, daß das hochreaktive Benzolepoxid, ein Produkt der ersten Oxidationsstufe, für die knochenmarkstoxische Wirkung verantwortlich ist. Die Oxidation, bewerkstelligt durch mischfunktionelle Oxidasen der Leberzelle, verläuft nach Aufspaltung der Epoxidbrücke unter Anlagerung von Glutathion zur harnpflichtigen Phenylmercaptursäure.

Nachdem also das Benzol zu einem obligaten Kanzerogen erklärt wurde und bis heute niemand eine präzise Schwellendosis für die Ungefährlichkeit beim Menschen angeben kann, müssen die arbeitsschutztechnischen und arbeitshygienischen Maßnahmen darauf abzielen, zumindest die Einhaltung des durch chronische Versuche abgesicherten sowjetischen MAK-Wertes von 5 mg/m^3 anzustreben. Da manifeste Benzolschäden sich, wie die BK-Statistik ausweist, vorwiegend zwischen dem 10. und 20. Jahr der Exposition einstellen, läßt sich die Problematik aussagekräftiger Tierversuche unschwer abschätzen. Für eine epidemiologische Längsschnittuntersuchung sind jedoch möglichst lückenlose Aufzeichnungen über die jeweilige Raumluftkonzentration erforderlich. Problemfälle sind dadurch gegeben, daß durch Benzol verunreinigte Arbeitsstoffe zum Einsatz gelangen und auf Grund einer den derzeitigen gesetzlichen Vorschriften (ASAO 728/1 [6]) entsprechenden Deklarierung nicht ernsthaft (gaschromatographisch) auf Benzol untersucht werden.

Aus der chemischen Großindustrie sind ebenfalls bemerkenswerte Fakten bekanntgeworden, mit denen sich das Benzolrisiko belegen läßt. Während z. B. die Anlagenfahrer in Benzolbetrieben selbst darauf achten, die Exposition auf ein Minimum zu beschränken und gegebenenfalls zur Schutzmaske greifen, setzen sich vor allem die Betriebshandwerker, insbesondere Rohrleger und Schlosser, oft hohen Konzentrationen bewußt oder unbewußt aus. Sie bagatellisieren die Gefahr oder werden nicht eindringlich genug über den Charakter der Noxe aufgeklärt. Schutzmasken werden meist nur dann getragen, wenn eine Sofortwirkung von dem

Schadstoff ausgeht. Die zusätzliche Hautbenetzung, die bei Reparaturarbeiten oft unausbleiblich ist, erhöht die Aufnahmemöglichkeit.

Bei der räumlichen Aufgliederung von Betrieben der chemischen Großindustrie kommt es darüber hinaus häufig zu Nachbarschaftsbelästigung und -gefährdung. So zeigten sich bei den Mitarbeitern eines Konstruktionsbüros, das in der Hauptwindrichtung eines Benzolbetriebes (bei 3- bis 5facher MAK-Überschreitung!) liegt, gehäuft Anämien.

Problemreich sind auch die atmosphärischen Verhältnisse im Bereich der Abwasseraufbereitung dieses Benzolbetriebes. Hier waren bis 10fache MAK-Überschreitungen zu registrieren.

Schließlich sei noch auf die Gefährdung der Laborglaswäscherinnen hingewiesen, die die Heißwasserreinigung benzolverunreinigter Gerätschaften ohne Abzug durchführten. Hier ist leider ein benzolbedingter Todesfall (eine rasch verlaufende Panmyelophthise) eingetreten.

Ein schwerwiegendes Problem stellt ferner die Belastung der Atmosphäre in Tiefdruckbetrieben sowie in deren unmittelbarer Umgebung dar. Hauptnoxe ist hier das Toluol wechselnder Reinheit, das als Verdünner für Tiefdruckfarben Verwendung findet. In den Zusammenstellungen über benzolbedingte Knochenmarksschäden werden vereinzelt auch Tiefdrucker genannt. Technologisch bedingt ist es außerordentlich schwierig, die Rotationsmaschinen so zu gestalten, daß einwandfreie Raumluftverhältnisse anzutreffen sind. Hier ist durch gesteigerte Reinheitsanforderungen an das gegenüber Benzol wesentlich weniger toxische Toluol nach Lösungswegen zu suchen. Die kommunalhygienische Bedeutung von belästigenden Lösungsmittelemissionen sei im Falle der Tiefdruckereien besonders hervorgehoben. Nicht nur aus hygienischen, sondern auch aus ökonomischen Gründen macht es sich erforderlich, das Entweichen einer beachtlichen Menge von Lösungsmitteln in die Atmosphäre — es handelt sich hierbei um Tonnenbeträge — durch wirksame Rückgewinnungsanlagen zu unterbinden.

Abschließend sei auf einige Maßnahmen hingewiesen, die zur allgemeinen Lösung des Problems der Kontamination von Mensch und Umwelt beitragen sollen. Die z. Z. in der DDR geltenden MAK-Werte haben zwar dazu beigetragen, Berufskrankheiten zu verhindern; Forschungsergebnisse besonders sowjetischer Industrietoxikologen haben jedoch gezeigt, daß eine absolute hygienische Absicherung nur bei einer weiteren Vergrößerung der Sicherheitsspanne, d. h. bei noch niedrigeren MAK-Werten, möglich ist. Um den Werktätigen bis zur Erreichung dieses Ziels wirksam zu schützen, muß er angehalten werden, bei Überschreitung der Normen eine Schutzmaske zu tragen, die Möglichkeiten der Be- und Entlüftung sowie Absaugung voll auszuschöpfen und sich an Arbeitsplätzen, die durch Lösungsmitteldämpfe belastet sind, nur zu den unbedingt notwendigen Arbeitsleistungen aufzuhalten sowie die sogenannten Frischluftpausen tatsächlich in einer nicht durch Schadstoffe belasteten Umgebung wahrzunehmen. Der Werktätige muß ferner aufgeklärt werden, daß viele Lösemittel trotz ihres angenehmen Geruchs hochtoxisch sind und daß Farbspritzarbeiten nur mit den nötigen Vorkehrungen (Atemschutz, Spritzkabine) zulässig sind.

Von seiten der Technik muß das Prinzip des Austauschs hochgiftiger gegen mindertoxische Lösungsmittel ständig verfolgt werden, und von seiten der betriebsärztlichen Betreuung ergeben sich wichtige, in einschlägigen überarbeiteten Vorschriften [7] niedergelegte Aufgaben, die die Liquidierung berufsbedingter Lösungsmittelschäden zum Inhalt haben.

Literatur

[1] Schmidt, P.: Forschungsbericht des Forschungsverbandes Arbeitsmedizin „Kombinierte Noxen" 1971—1975, S. 31 (unveröffentlicht).

[2] Freye, H.-A.: Forschungsbericht des Forschungsverbandes Arbeitsmedizin „Kombinierte Noxen" 1971—1975, S. 104—105 (unveröffentlicht).

[3] System der Standards des Arbeitsschutzes, Gruppe T 58 Luft in der Arbeitszone. Allgemeine sanitär-hygienische Forderungen GOST 12.1.005-76.

[4] Sherwood, R. J.: Evaluation of Exposure to Benzene Vapor during the loading of Petrol. Brit. Ind. Med. **29** (1972), S. 65—69.

[5] Daly, J. W.; Jerina, D. M.; Witkop, B.: Experientia **28** (1972), S. 1129.

[6] ASAO 728/1 Kennzeichnung der Löse- oder Verdünnungsmittel sowie Kennzeichnung der Erzeugnisse, in denen Löse- oder Verdünnungsmittel enthalten sind. GBl. II Nr. 88/1952, S. 543, Nr. 111/1952, S. 732[1].

[7] Arbeitsmedizinische Tauglichkeits- und Überwachungsuntersuchungen. Entwurf. Zentralinstitut für Arbeitsmedizin der DDR, Berlin 1976 (unveröffentlicht).

[1] ab 1978 tritt an Stelle ASAO 728/1 die TGL 30170/01-04 „Umgang mit organischen Lösungsmitteln"

W. Prietsch, E. Hünigen

Die Schadstoffbelastung der Atmosphäre durch Kraftfahrzeugabgase

Zusammenfassende Übersicht

1. Einleitung

Zur Realisierung der vielfältigen Transportaufgaben und Verkehrsbedürfnisse ist der Einsatz von Kraftfahrzeugen sowohl heute als auch in Zukunft notwendig.

Das Kraftfahrzeug zeichnet sich im Güterverkehr und auch in der Personenbeförderung aus durch

- universelle Einsatzmöglichkeit bei hohem Fahrkomfort
- sofortige Einsatzbereitschaft
- nicht Gebundensein an Schienenwege
- guten technischen Gesamtwirkungsgrad.

Nur bei großem Güteraufkommen, beim Transport von Massengütern über weite Entfernungen und zur Personenbeförderung im Richtungsverkehr sind schienengebundene Verkehrsmittel dem Kraftfahrzeug wirtschaftlich überlegen (niedrige Reibverluste zwischen Rad und Schiene; geringerer spezifischer Primärenergieaufwand) [1].

Mit 55,3% war im Jahre 1974 der Kraftverkehr an den DDR-Gesamtgütertransportmengen (32,5% Eisenbahn; 3% Schiffahrt), mit 43,3% an der DDR-Personenbeförderung (43,1% Reichsbahn; 14,3% städt. Nahverkehr) beteiligt [2].

Die bisherige Entwicklung der Motorisierung erfolgte überwiegend ohne Vorgabe von Parametern des Umweltschutzes. Quantitative und in der Folge weitgehende qualitative Veränderungen der atmosphärischen Luft führten zu der immer dringenderen Forderung nach deren Reinhaltung.

Die Erfolge der immer besseren Wirtschaftlichkeit bei der Einsparung an Material, Platz, Zeit an Kfz. erwiesen sich als einseitig und keineswegs genügend.

Bereits in der Frühzeit der Entwicklung der Technik erkannte Engels:

„Schmeicheln wir uns indes nicht zu sehr mit unseren menschlichen Siegen über die Natur. Für jeden solcher Siege rächt sie sich an uns. Jeder hat in erster Linie zwar die Folgen, auf die wir gerechnet, aber in zweiter und dritter Linie hat er ganz andere, unvorhergesehene Wirkungen, die nur zu oft die ersten Folgen wieder aufheben ... [3].

Die sozialistische Gesellschaft verfügt grundsätzlich über alle Möglichkeiten, die Engels'sche Forderung [3] zu erfüllen, die Gesetze der Natur zu erkennen und richtig anzuwenden.

Zur Durchführung des Verfassungsauftrages und des Landeskulturgesetzes der DDR ist die Überwachung der auf die Bevölkerung einwirkenden Luftverunreinigung (Immission) und die Einhaltung der hygienischen Normative (MIK) erforderlich.

Wenn die gesetzlichen Grenzwerte für den höchst zulässigen Schadstoffauswurf aus Verbrennungsmotoren (Maximale Emissions-Konzentration-MEK) die möglichst weitgehende Einhaltung der lufthygienischen Normative (MIK) gewährleisten sollen, muß bei der MEK-Festlegung die derzeitige und mit Zunahme der Verkehrsdichte zu erwartende Immission bekannt sein und berücksichtigt werden. Zu weiche MEK-Werte führen zu unzumutbarer Belästigung und gesundheitlichen Schäden für die Bevölkerung. Zu harte Grenzwerte sind lufthygienisch unnötig und verursachen ökonomisch nicht vertretbare Verausgabung von Volksvermögen.

Zur Sicherung der Reinhaltung der Luft mit dem Ziel der Einhaltung der MIK-Werte sind derartige MEK-Werte differenziert und schrittweise, ausgehend von den wiss.-techn. und ökonomischen Möglichkeiten, festzulegen [4].

In Städten und Verkehrsballungsgebieten müssen in vielen Industriestaaten für bestimmte Schadstoffe MIK-Überschreitungen z. Z. noch häufig in Kauf genommen werden.

Überschreitungen von MIK-Werten durch Kfz.-Emissionen können eintreten:

- Wenn der natürliche Luftaustausch in unmittelbarer Umgebung der Emissionsquelle stark beeinträchtigt ist
- Wenn die Gesamtemission in einem Gebiet so groß wird, daß trotz natürlicher Luftbewegung die Schadstoffkonzentration nur ungenügend abgebaut wird.

Der erste Fall ist typisch für Verkehrsschwerpunkte in Altbaugebieten mit hoher, geschlossener Randbebauung bei engen Straßen, der zweite Fall kann auf ganze Ballungsgebiete zutreffen, wenn sich Einflußbereiche verschiedener Quellen überlagern.

2. *Immissionsmessungen in der DDR*

Zur Untersuchung der von Kfz.-Abgasen herrührenden Immissionen wurden in der DDR mit Hilfe des „Meßwagens Luftreinhaltung“ [5], [6] Messungen in Berlin [7], Bitterfeld [8], Herbstmesse Leipzig 1968 [9], [10], an Grenzkontrollpunkten [11] [12] sowie zur Frühjahrsmesse 1969 in Leipzig [13, 14, 15, 16] durchgeführt, die eine erste Einschätzung der derzeitigen Situation ermöglichen; Messungen in einem Berliner Straßentunnel und in Fahrzeughallen [17, 18] dienten der Erfassung spezieller Immissionsverhältnisse.

Zur Klärung der für Prognosebeurteilungen erforderlichen Zusammenhänge zwischen Verkehrsbelegung und Schadstoffimmission wurden Regressionsrechnungen vorgenommen [19] und Modellvorstellungen für die rechnerische Abschätzung der Immission ohne Messungen erarbeitet [20].

Im Rahmen eines gemeinsamen Jahresmeßprogramms der Abgasprüfstelle der

DDR und des Hygiene-Instituts Berlin zur Ermittlung der von Kfz. verursachten Immissionen an zwei Berliner Verkehrsschwerpunkten in den Jahren 1970/71 wurden Immissionen von CO [21], NO/NO_2 [22, 23], H · CHO und O_3 [24], Pb [25], C_mH_n [26], SO_2 und Schwebestaub [27] sowie von Benzo(a)pyren [28, 29] gemessen. Zur Auswertung wurde die EDV herangezogen [30].

Zur Ermittlung der auf die Gesamtbevölkerung einer Stadt einwirkenden Luftverunreinigung durch CO führte die Abgasprüfstelle der DDR in den Jahren 1972/1973 ein CO-Meßnetzprogramm an 174 regelmäßig verteilten Meßpunkten (Schnittpunkte der Gauss-Krüger-Koordinaten) in der Hauptstadt der DDR durch [31, 32].

3. *Derzeitige Immissionssituation*

3.1. Verkehrsschwerpunkte

3.1.1. Durchschnittlicher Tagesgang

Abb. 1 zeigt den mittleren Tagesgang des CO und der Verkehrsbelegung an Werktagen an zwei Berliner Kreuzungen in den Jahren 1970/71 [21].

Sowohl in Adlershof als auch in der Schönhauser Allee sind typische CO-Morgenmaxima zwischen 6 und 7 Uhr und Nachmittagsmaxima zwischen 15 und 21 Uhr erkennbar.

Der analoge Verlauf der Tagesganglinien der Verkehrsbelegung mit Morgen- und Nachmittagsmaxima ist deutlich ersichtlich. Die Verkehrsbelegungen sind an beiden Meßstellen im Sommer höher als im Winter. Dabei liegen die Werte der Schönhauser Allee im allgemeinen höher als in Adlershof (von der Nachmittagsspitze des Sommers in Adlershof abgesehen).

Den Haupteinfluß auf diese Immissionen dürften die Fahrzeugtypen Wartburg und Trabant haben. Dies ist auf den überwiegenden Anteil der zuerst genannten beiden Fahrzeugtypen am Verkehr zurückzuführen.

Die CO-Immission am Wochenende (Sa./So.) unterscheidet sich wesentlich von der der Werktage. Im Sommer fehlt das typische Morgenmaximum („Längerschlafen"; Beginn der Fahrzeugbenutzung über mehrere Stunden verteilt), die Sommer-Nachmittagsspitze weist auf den Rückflutverkehr aus den Erholungsgebieten hin. Im Winter ist am Wochenende kein typischer Tagesgang vorhanden.

Auch am Wochenende entspricht der Verlauf der Verkehrsbelegung dem des CO: In Adlershof zeigt die Sommer-Morgenspitze die Ausfahrt in die Naherholungsgebiete, die Rückfahrt erfolgt hier auf einer anderen Fahrbahn (kein Maximum); in der Schönhauser Allee ist das umgekehrt.

Ein ähnlicher Verlauf der CO-Konzentration wurde auch in Westberlin ermittelt [7], hier lagen die Konzentrationen an einer der Schönhauser Allee vergleichbaren Meßstelle bei etwa 1000 Kfz./h in einer Fahrtrichtung deutlich höher.

Auch für andere, in wesentlichem Maße von Kraftfahrzeugen emittierte Schadstoffe (z. B. NO) wurden typische Tagesgänge ermittelt [22, 23].

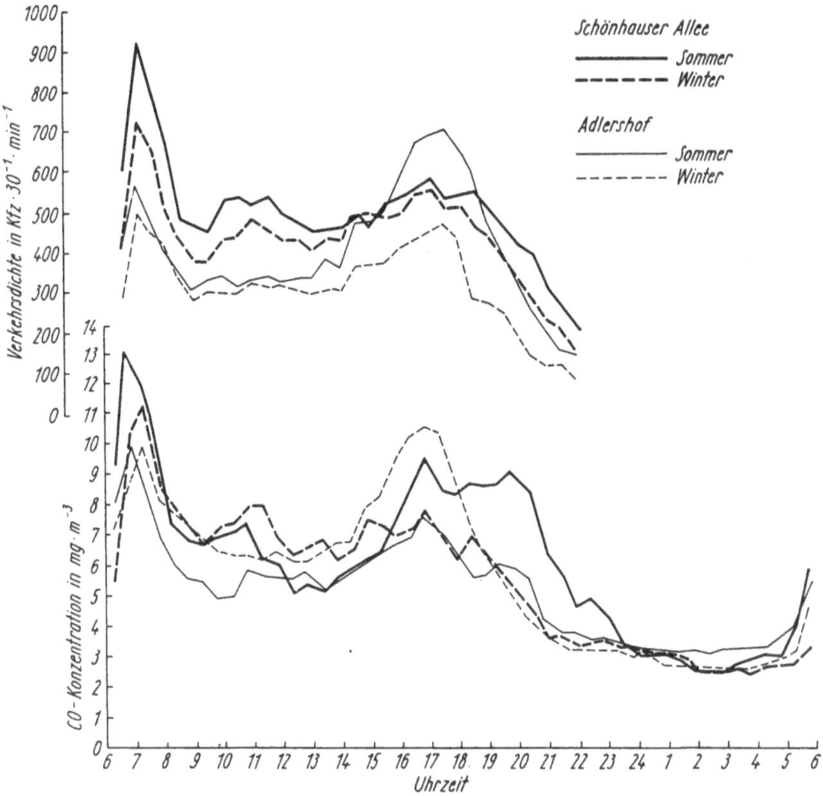

Abb. 1 Mittlerer Tagesgang von CO und Verkehrsbelegung (werktags)

3.1.2. Monatsdurchschnittskonzentration

Abb. 2 gibt einen Überblick über die durchschnittliche CO-Immission in den verschiedenen Monaten des Jahres. Die monatlichen Mittelwerte sind untereinander sehr ähnlich, nur der Monat Januar ist (sowohl bei CO als auch bei SO_2 und NO/NO_2) deutlich erhöht.

3.1.3. Zusammenhang Verkehrsbelegung/Immission

Gemessene Schadstoffkonzentrationen in der Stadtluft können aus verschiedenen Quellen (Kraftverkehr, Hausbrand, Industrie) stammen. Für die Abschätzung der vom Kraftverkehr verursachten Luftverunreinigung an einer bestimmten Meßstelle, für die keine Meßergebnisse vorliegen oder für Prognosebeurteilungen (Zunahme der Verkehrsbelegung) müssen die Zusammenhänge zwischen den Zielgrößen CO, C_mH_n, NO_2, H · CHO, Pb u. a. einerseits und den Einflußgrößen Verkehrsbelegung, Windgeschwindigkeit u. a. andererseits bekannt sein.

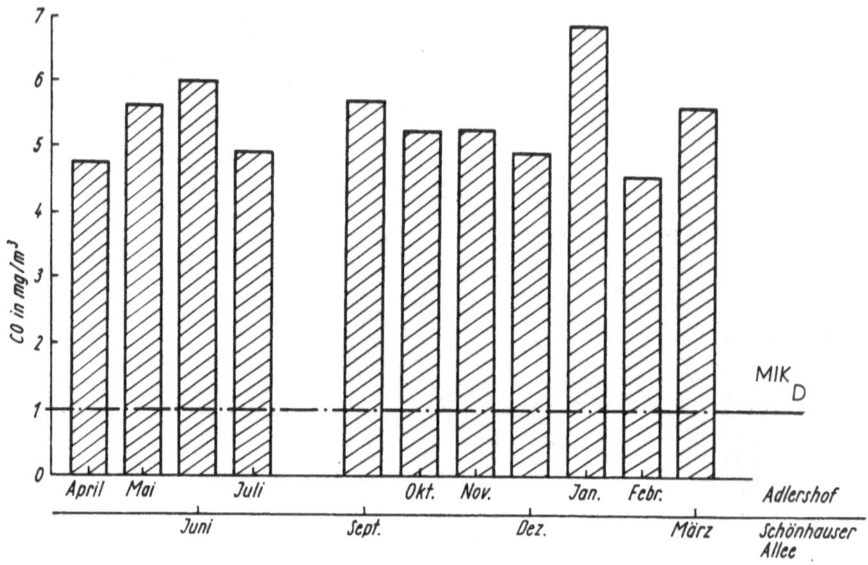

Abb. 2 CO-Monatsdurchschnittskonzentration (Kreuzung)

Abb. 3 zeigt den aus DDR-Meßergebnissen und aus in der Literatur angegebenen Immissionsmeßwerten errechneten Zusammenhang [33, 34].

Die Regressionen gelten für

- die jeweilige Meßstelle (Bebauungssituation)
- den untersuchten Bereich der Verkehrsbelegung
- die während der Messungen vorhandene, vom untersuchten Zusammenhang unbeeinflußte Immissionsgrundbelastung aus anderen Quellen
- das während der Messungen vorhandene, typische Fahrprogramm der Kraftfahrzeuge an der Meßstelle
- die während der Messungen vorhandene Fahrzeugmischung

Sowohl die bei gleicher Verkehrsbelegung an den verschiedenen Meßstellen auftretende Immissionskonzentration als auch die bei gleicher Zuwachsrate der Verkehrsbelegung eintretende Zunahme der Immission ist von Meßstelle zu Meßstelle und zu verschiedenen Zeiten verschieden. Daher wurden in Abb. 3 bei den jeweiligen Regressionen die örtlichen Bedingungen und die Windgeschwindigkeiten angegeben.

3.1.4. Lufthygienische Bedeutung typischer Schadstoffe

Für die Ableitung von lufthygienisch begründeten Forderungen zur Emissionssenkung ist die lufthygienische Dringlichkeitsreihenfolge der Einzelschadstoffe ein wichtiger Ausgangswert. Abb. 4 zeigt das Verhältnis der ermittelten Langzeitdurch-

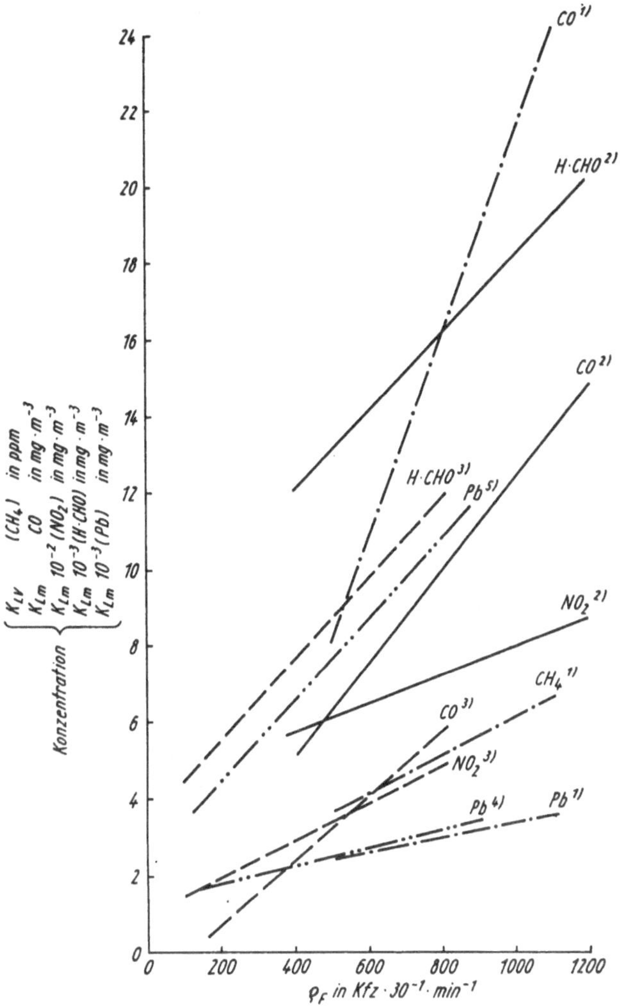

Abb. 3 Immission = f (Verkehrsbelegung)

Erläuterung

1) – *Messungen in beidseitig bebauter Verkehrsstraße (Bln.-Steglitz, Schloßstraße)*
– durchschnittliche Windgeschwindigkeiten während eines längeren Zeitabschnittes

Fortsetzung der Legende s. S.86

—·—·— *Regressionsgleichung:* *Korrelationskoeffizient:*

$K_{LM(CO)}$	$= -5{,}63 + 0{,}029 \cdot \varrho_F$	r = 0,900
$K_{LV(CH_4)}$	$= 1{,}163 + 0{,}005 \cdot \varrho_F$	r = 0,850
$K_{LM(Pb)}$	$= 0{,}001413 + 2 \cdot 10^{-6} \cdot \varrho_F$	r = 0,780

2) – *Messungen an freiliegender Meßstelle (Hauptbahnhofsvorplatz Leipzig; Messezeit)*
– Windgeschwindigkeit $\bar{v}_w \approx 4{,}7 \text{ m} \cdot s^{-1}$

——— *Regressionsgleichung:* *Korrelationskoeffizient:*

$K_{LM(CO)}$	$= 0{,}3767 + 0{,}0119 \cdot \varrho_F$	r = 0,947
$K_{LM(NO_2)}$	$= 0{,}0429 + 0{,}000037 \cdot \varrho_F$	r = 0,738
$K_{LM(H \cdot CHO)}$	$= 0{,}00805 + 0{,}000010 \cdot \varrho_F$	r = 0,403

3) – *Messungen an freiliegender Meßstelle (Hauptbahnhofsvorplatz Leipzig; Nachmessezeit)*
– Windgeschwindigkeit $\bar{v}_w \approx 8{,}7 \text{ m} \cdot s^{-1}$

– – – – – *Regressionsgleichung:* *Korrelationskoeffizient:*

$K_{LM(CO)}$	$= -0{,}92 + 0{,}0084 \cdot \varrho_F$	r = 0,939
$K_{LM(NO_2)}$	$= 0{,}01 + 0{,}000048 \cdot \varrho_F$	r = 0,854
$K_{LM(H \cdot CHO)}$	$= 0{,}0035 + 0{,}000010 \cdot \varrho_F$	r = 0,468

4) – *Messungen an beidseitig hoch bebauter Verkehrsstr. (Bln.; Schönh. Allee/Dimitroffstr.: Monat Sept./März)*

—··—··— *Regressionsgleichung:* *Korrelationskoeffizient:*

$K_{LM(Pb)}$	$= 0{,}0025 + 0{,}0000104 \cdot \varrho_F$	r = 0,312

5) – *Messungen an freiliegender Ausfallstraße (Bln.; Adlergestell/Rudower Chaussee: Mon. Jan.)*

— —·· — — *Regressionsgleichung:* *Korrelationskoeffizient:*

$K_{LM(Pb)}$	$= 0{,}0013 + 0{,}0000024 \cdot \varrho_F$	r = 0,501

schnittskonzentration zum hygienischen Langzeitnormativ, dargestellt als Quotient:

$$\frac{\text{50\%-Wert der relativen Summenhäufigkeit}}{MIK_D}$$

Quotienten > 1 bedeuten MIK_D-Überschreitungen. Die in Abb. 4 dargestellten Ergebnisse basieren auf Meßergebnissen des Jahresmeßprogramms an zwei Verkehrsschwerpunkten in Berlin 1970/71 [33].

Aus der Überschreitung der MIK-Werte ergibt sich die Dringlichkeitsreihenfolge Benzo(a)pyren, CO, Pb, C_mH_n, NO_2, R · CHO. Die in Berlin gefundene Abstufung entspricht den Verhältnissen in anderen europäischen Städten [34].

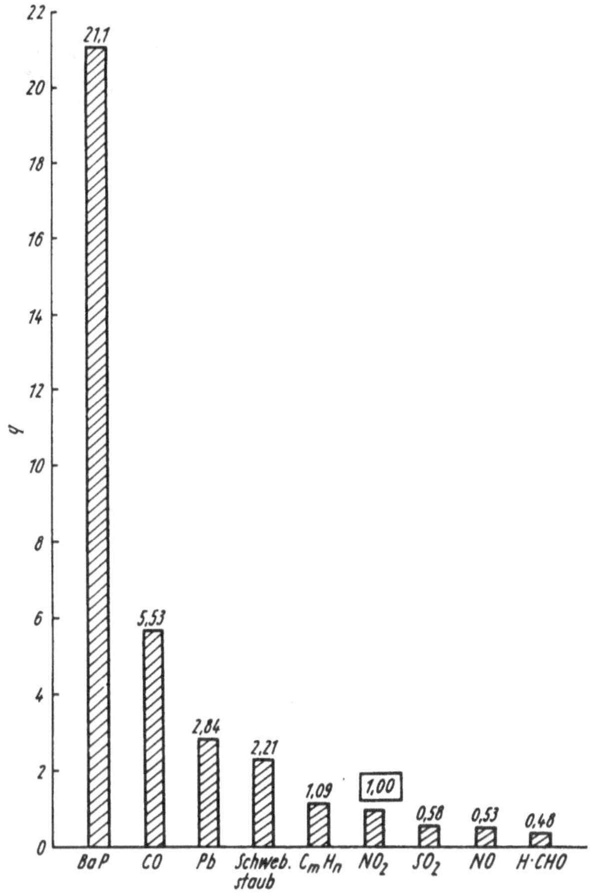

Abb. 4 Lufthygienische Bedeutung typischer Schadstoffe (Mittelwerte) = Durchschnittliche Immissionskonzentration/MIK_D; q = lufthygienische Bedeutung typischer Schadstoffe bezogen auf den für NO_2 gleich 1 gesetzten Quotienten

Bereits 1970/71 überschritten an den untersuchten Verkehrsschwerpunkten die Komponenten BaP, CO, Pb und C_mH_n die hygienischen Normative. Dabei ist die Überschreitung bei C_mH_n im Gegensatz zu BaP, CO und Pb noch niedrig. Stickoxide, Formaldehyd und SO_2 lagen noch unterhalb bzw. im Bereich der MIK-Werte [33].

3.2. Stadtdurchschnitt

Grundlage der nachfolgend genannten Ergebnisse waren die CO-Rastermessungen in der Hauptstadt der DDR [31, 32].

3.2.1. CO-Verteilung

Aus Abb. 5 ist die sich aus den Messungen ergebende örtliche Verteilung der CO-Immission im Stadtgebiet erkennbar. Es wurde die CO-Immission in 6 Bela-

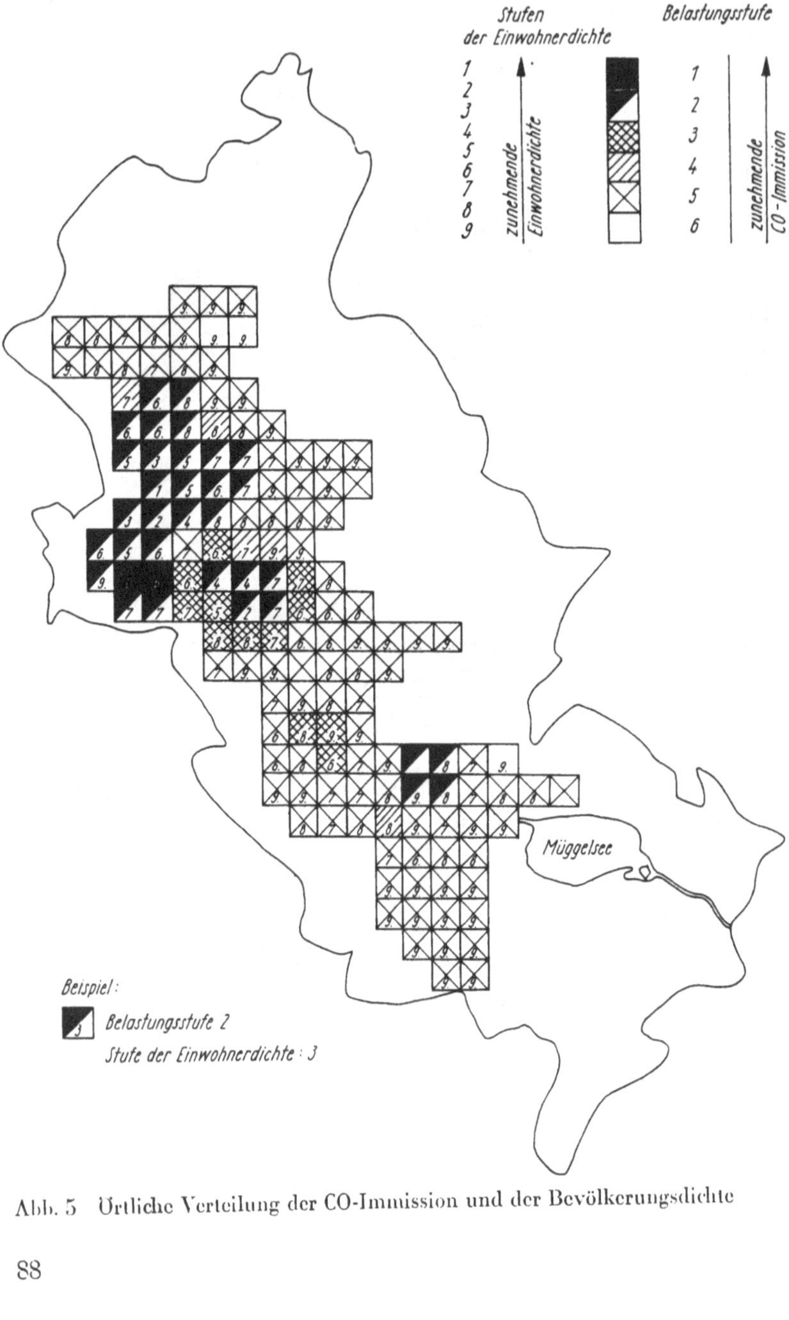

Abb. 5 Örtliche Verteilung der CO-Immission und der Bevölkerungsdichte

stungsstufen eingeteilt, die bestimmten I_D- und I_K-Werten zugeordnet sind. Belastungsstufe 1 stellte die im Untersuchungsgebiet höchste Belastung dar, Belastungsstufe 6 die niedrigste. Diese 6 Belastungsstufen sind mit den in der 5. DVO des LKG enthaltenen Grundbelastungsstufen nicht identisch.

In Abb. 5 ist ferner die in 9 Stufen eingeteilte Bevölkerungsdichte eingetragen. Stufe 1 stellt die größte Bevölkerungsdichte dar, Stufe 9 die niedrigste.

Es ist erkennbar, daß die Gebiete mit relativ hoher CO-Belastung mit denen hoher Bevölkerungsdichte zusammenfallen. Diese hoch belasteten Gebiete sind Altbaugebiete im Stadtzentrum, Prenzlauer Berg, Ostbahnhof/Ostkreuz sowie Köpenick. Dagegen liegen die Teilflächen mit relativ geringer CO-Belastung am Stadtrand (Blankenburg, Grünau, Wuhlheide).

Von den dichtbesiedelten Altbaugebieten zu den Neubaugebieten (Hans-Loch-Viertel, Amtsfeld) tritt eine Verbesserung der lufthygienischen Situation um 3 Belastungsstufen ein (Altbaugebiet: durchschnittliche Belastungsstufe 2; Neubaugebiet: durchschnittliche Belastungsstufe 5).

3.2.2. Flächen- und Bevölkerungsanteil in verschiedenen Belastungsgebieten

Aus Tab. 1 ist ersichtlich, daß die relativ höchste und relativ niedrigste Belastungsstufe 1 und 6 im Untersuchungsgebiet nur in 2 bzw. 4 von 147 Planquadraten auftreten. Im überwiegenden Teil des Untersuchungsgebietes (61,9% der Fläche)

Tabelle 1

Belastungsstufe	Symbol	Zahl der Planquadrate	% des Untersuchungsgebietes	Einwohner im Untersuchungsgebiet %
1		2	1,4	1,6
2	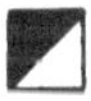	33	22,4	48,8
3		12	8,2	11,7
4		5	3,4	2,4
5		91	61,9	34,9
6		4	2,7	0,6
		Σ: 147	Σ: 100%	Σ: 100%

tritt die Belastungsstufe 5 auf. Die relativ hohe Belastungsstufe 2 liegt zwar nur in 22.4% der Fläche vor, auf dieser Fläche wohnen aber fast 50% der Einwohner des Untersuchungsgebietes.

3.2.3. Langzeitmittelwerte

Abb. 6 zeigt die CO-Langzeitmittelwerte des Meßnetzes und einer Dauermeßstelle in einem typischen Altbauwohngebiet.

Ein Vergleich aller an den 174 Meßstellen des Meßnetzes ermittelten CO-Immissionen des Sommerhalbjahres (April—September) mit denen des Winterhalbjahres zeigt, daß die Winterwerte durchschnittlich das 1.8fache der Sommerwerte betragen. Auch an der Dauermeßstelle traten im Winter deutlich höhere CO-Immissionen auf (das 1.6fache der Sommerwerte).

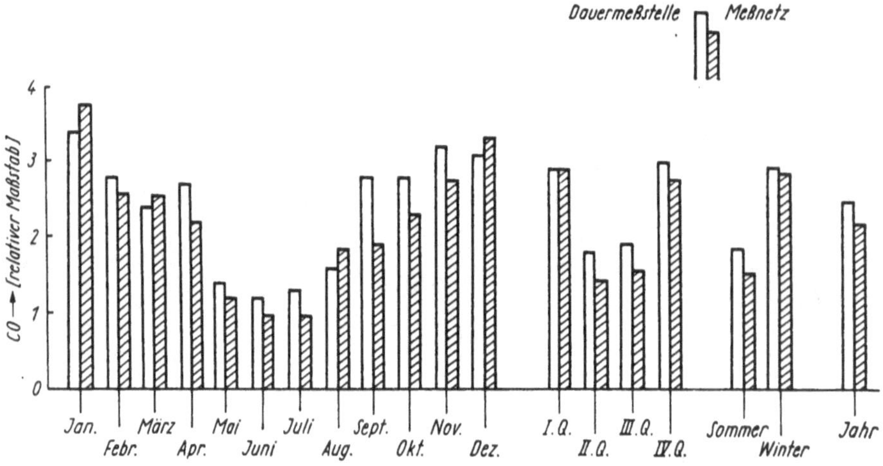

Abb. 6 CO-Langzeitmittelwerte des Meßnetzes und der Dauermeßstelle

4. *Anteil Kraftverkehr an der Schadstoffimmission*

Alle quantitativen Aussagen über den Anteil der Emission von Einzelquellen an der Gesamt-Immission eines Gebietes sind nur dann sinnvoll, wenn sie auf bestimmte Schadstoffkomponenten bezogen werden. Dies gilt auch für den „Anteil des Kraftverkehrs" an der Immission in Städten. Die hierzu vorliegenden Literaturangaben basieren meist auf vereinfachenden Annahmen und Abschätzungen und weichen z. T. stark voneinander ab. Auf Grund der Vielzahl von Einflußfaktoren können allerdings nur Angaben statistischer Art erwartet werden, die Durchschnittswerte darstellen.

Tab. 2 enthält derartige Durchschnittswerte, entnommen aus Literaturangaben [34] und abgeleitet aus eigenen Messungen der Abgasprüfstelle der DDR [32].

Bei Pb, CO, R · CHO ist die dominierende Verursacherrolle des Kraftverkehrs an Kreuzungen offensichtlich. In Wohngebieten tritt der Kraftverkehr als Verursacher von Luftverunreinigungen mit hohen lokalen Spitzenkonzentrationen unmittelbar an der Kreuzung zurück, da hier andere lokale Quellen wie Hausbrand und zusätzlich weiter entfernte Quellen (Industrie) zur Immission maßgeblich beitragen.

An der Schwefeldioxid-Immission ist der Kraftverkehr sowohl an der Kreuzung als auch im Wohngebiet nur unbedeutend beteiligt.

Tabelle 2
Anteil des Kraftverkehrs an der Schadstoffimmission in Städten

Schadstoff	Kraftverkehrsanteil in %	
	Verkehrsschwerpkt.	Wohngebiet
CO	80	50
NO_x	40	15
Pb	100	100
BaP	40	10
C_mH_n	75	50
R · CHO	75	50

5. *Immissionsentwicklung*

Für die Abschätzung der zu erwartenden Gesamt-Immissionen im Prognosezeitraum müssen die Verursacheranteile bekannt sein, z. B. ermittelt durch

- Hochrechnung aus den Einzelemissionen verschiedener Emittentengruppen
- aus statistischen Zusammenhängen Emission/Immission (z. B. Korrelation Verkehrsdichte/Immissionskonzentration)
- durch stufenweise Ausschaltung von Einzelverursachern
  - Wegfall der individuellen Ofenheizung im Sommer
  - Wegfall des Kraftverkehrs an verkehrsfreien Tagen

Ausgehend von den durchschnittlichen Immissionen an Kreuzungen im Zeitraum 1970/71 gemäß Abb. 4 wurde die zu erwartende Entwicklung der Immission bis 1990 abgeschätzt unter Berücksichtigung von

- mittleren Immissionsanteilen des Kraftverkehrs entsprechend Tab. 2
- gleichbleibenden Immissionen aus anderen Quellen (keine Veränderung der Emission aus Hausbrand und Industrie)

– einer angenommenen Entwicklung der Kraftverkehrsdichte und der Verkehrsmischung und daraus abgeleiteter Emissionen

Das Ergebnis der Abschätzung zeigt Abb. 7.

Mit Ausnahme von C_mH_n nehmen alle Schadstoffimmissionen stetig zu. Besonders bei CO sind Emissionsbegrenzungen dringend erforderlich. Daß die lt. 2. DB zur 5. DVO des LKG [35] festgelegte Senkung des Pb-Gehaltes im Kraftstoff dringend notwendig ist, wird eindringlich belegt. Auch die Stickoxide gewinnen im Perspektivzeitraum Bedeutung. In Wohngebieten sind zur Senkung der BaP- und CO-Immission Emissionssenkungs-Maßnahmen außerhalb des Kraftverkehrs erforderlich, z. B. Ersatz individueller Heizung durch Fernwärmeversorgung.

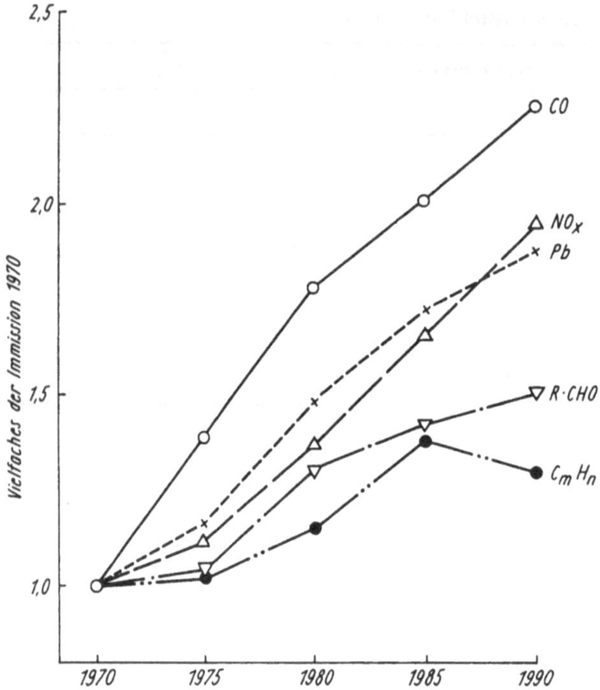

Abb. 7 Entwicklung der Immission ohne Emissionssenkungsmaßnahmen an Kfz

6. Maßnahmen zur Immissionssenkung

Die Luftreinhaltung der Städte ist eine Aufgabe, die nicht allein vom Kraftfahrzeug her gelöst werden kann. Außer den Emissionen aller Hauptverursacher, wie Kraftverkehr, Industrie, Hausbrand (Reihenfolge keine Rangfolge!) haben auch örtliche Ausbreitungsbedingungen einen großen Einfluß auf die entstehenden Immissionen. Besonders im emissionsnahen Bereich, dort wo die Schadstoffkonzentrationen am größten sind, ist eine gute Vermischung mit der Umgebungsluft und schnelle Verteilung in der Atmosphäre notwendig. Bereits bei der Städtebau- und Verkehrsplanung sind abgasgerechte Lösungen anzustreben. Ein Vorrang gehört in jedem Fall den Maßnahmen, die bei minimalem gesellschaftlichem Aufwand den größten lufthygienischen Gewinn zur Folge haben.

Derartige Maßnahmen können sein:

- Städtebauliche, Verkehrsbau- und Verkehrsleitmaßnahmen
- Technische Maßnahmen zur Emissionssenkung am Verbrennungsmotor
- Kraftstoffseitige Maßnahmen

Einschätzungen der Möglichkeiten von Maßnahmen der 1. Gruppe sind aus [32] ersichtlich, von Maßnahmen der 2. Gruppe und 3. Gruppe in [36].

7. *Problematik kanzerogener Kohlenwasserstoffe*

Dem Hauptthema der Arbeitstagung entsprechend, wird im folgenden auf der Grundlage von [46] auf die kanzerogenen Kohlenwasserstoffe in Kfz.-Abgasen eingegangen.

7.1. Notwendigkeit der Emissionsbegrenzung

Verbrennungsmotoren emittieren neben anderen Schadstoffen polyzyklische, aromatische Kohlenwasserstoffe (PAK). Einige dieser PAK zeigen im Tierversuch krebsauslösende Wirkungen. Ein entsprechender Einfluß auf den menschlichen Organismus kann als gesichert gelten. Kanzerogene Kohlenwasserstoffe in der Luft gehören zu den wesentlichen Ursachen für Krebserkrankungen der Atemorgane. die WHO mißt den Kanzerogenen ähnlich große hygienische Bedeutung bei wie den Mutagenen und Teratogenen und höhere Bedeutung als klassischen Luftverunreinigungen wie SO_2 und CO [37].

Die derzeitige Immission an Verkehrsschwerpunkten beträgt in der DDR mit Meßwerten um 2 µg/100 m³ [28, 29] das etwa 20fache des sowjetischen MIK_D für Benzo(a)pyren (BaP) von 0,1 µg/100 m³ Luft [38]. Internationale Immissionswerte liegen in der gleichen Größenordnung [39, 42, 44, 45].

Damit steht die Leitkomponente für PAK, das BaP, im Vordergrund des lufthygienischen Interesses, weit vor Schadstoffen wie Kohlenmonoxid, Blei, Kohlenwasserstoffe des Kraftstoffsiedebereiches, Stickoxide und Aldehyde, die ebenfalls von Kraftfahrzeugen emittiert werden [40].

Die Verunreinigung des Bodens durch BaP nimmt mit dem Abstand von der Verkehrsstraße ab. Die verkehrsbedingte BaP-Immission liegt weit über der atmosphärischen BaP-Grundbelastung: Der Kraftfahrzeugverkehr ist eine wesentliche BaP-Quelle [41].

Aus Messungen des Verhältnisses verschiedener PAK zueinander in der Luft an Verkehrsschwerpunkten der DDR einerseits und bei verschiedenen Emittenten (Hausbrand, Industrie, Verkehr) andererseits ist ableitbar, daß PAK im wesentlichen Maße vom Verkehr emittiert werden [29].

BaP-Messungen in 45 Straßen und 10 Unterführungen in Köln [45] zeigten, daß die BaP-Immissionen einen ähnlichen Tagesgang aufweisen, wie die anderer Schadstoffe aus Kfz.-Abgasen (CO, Pb, NO_x). Dabei ist der tageszeitliche Verlauf der BaP-Konzentration fast identisch mit dem der Stickoxide (Morgenmaximum zwischen 8.00 und 10.00 Uhr mit höheren Werten als denen des Nachmittagsmaximums zwischen 16.00 und 18.00 Uhr).

Bei den aus den Mittelwerten des Tagesganges berechneten Korrelationskoeffizienten besteht nahezu ein linearer Zusammenhang einerseits zwischen Kfz.-Verkehrsdichte und BaP und andererseits zwischen BaP/Pb, BaP/CO und BaP/NO_x. Über den Anteil des Kraftverkehrs an der BaP-Immission sind aus den internationalen Immissionsmessungen unterschiedliche Aussagen gemacht worden: so soll nach [39] der überwiegende Teil (mehr als 90%) der vorhandenen BaP-Immission aus Hausbrand und Industrie stammen und die Kraftfahrzeugemission erst an dritter Stelle liegen. Messungen an Verkehrsschwerpunkten [29] weisen dagegen besonders im Sommerhalbjahr (Wegfall der Quelle Hausbrand) auf wesentliche Anteile des Kraftverkehrs an der BaP-Immission hin.

Nach [47] beträgt auf der Grundlage der Kölner Untersuchungen der BaP-Anteil aus dem Kfz.-Verkehr im Sommer 32%, im Winter 8%.

Zur Klärung des Verursacheranteils wird im Zeitraum 1976/77 in der Abgasprüfstelle der DDR ein spezielles Meßprogramm durchgeführt.

BaP ist als Leitkomponente für von Kraftfahrzeugen emittierte PAK erwiesen. Internationale Messungen an verschiedenen Kfz. ergaben, daß trotz sehr unterschiedlicher Gesamtemission an PAK der relative Anteil des BaP bei allen untersuchten Kfz. stets im gleichen Bereich lag [42, 43]. Wenn auch BaP als ein Indikator für die Gesamtmasse an emittierten PAK gelten kann, muß davon ausgegangen werden, daß die kanzerogene Wirkung des Kraftfahrzeugabgases etwa 200- bis 300mal größer ist, als die des reinen BaP [43].

7.2. BaP-Emission

Messungen der BaP-Emission beim EFA-Test an 100 nach dem 1. 10. 71 in der BRD zugelassenen Kfz. ergaben eine mittlere BaP-Emission von 41,6 μg/Test. Zwischen den einzelnen Fahrzeugen traten dabei erhebliche Emissionsunterschiede auf: Ein Vergleich der Emissionen der 20 häufigsten PKW-Typen (Messung von 5 PKW/Typ) ergab BaP-Emissionen zwischen 5 und 268 μg/Test [43].

Vergleichsmessungen mehrer Prüfstellen an 15 PKW (8 PKW ohne Reinigungsmaßnahmen wurden für diese Zusammenstellung ausgewählt) zeigten bei Verwendung eines durchschnittlichen Kraftstoffs mit einem Aromatengehalt von 34 Vol.% BaP-Emissionen beim EFA-Test zwischen 13,8 und 170,2 μg/Test [42].

Bei gemeinsamen Messungen der Abgasprüfstelle der DDR mit dem Onkologisch-Wissenschaftlichen Zentrum der Akademie der Medizinischen Wissenschaften der UdSSR wurden an 35 PKW BaP-Emissionen beim EFA-Test zwischen 22 und 163 µg/Test gefunden (Abb. 8) [48].

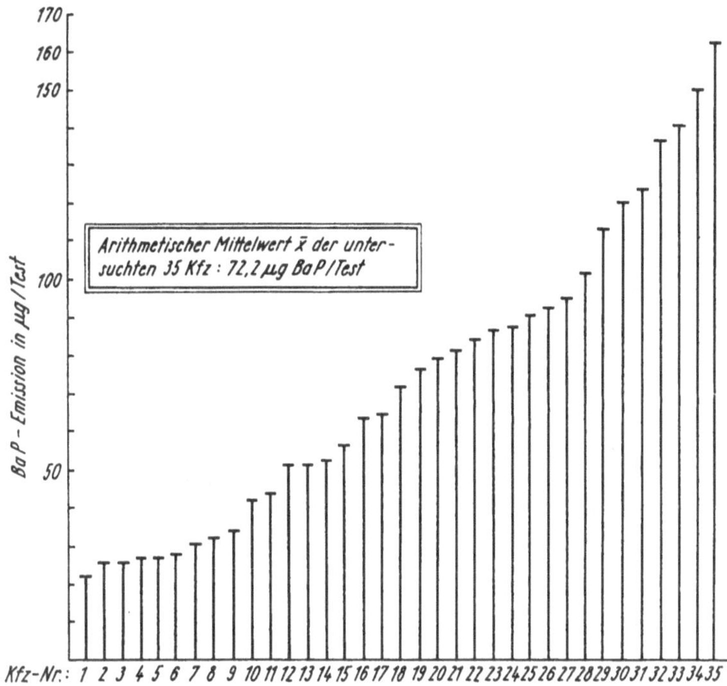

Abb. 8 BaP-Emissionsmeßergebnisse an international häufigen PKW

7.3. Weiteres Vorgehen

Grundsatz aller Maßnahmen zur Luftreinhaltung in den sozialistischen Staaten ist, daß die Belastung der Luft durch Abgase die festgesetzten hygienischen Normative (MIK-Werte) nicht überschreitet. Ausgangspunkt für die erforderlichen Emissionsgrenzwerte (MEK) müssen somit die lufthygienischen Erfordernisse sein. Um jedoch ein weiteres Ansteigen der Luftverunreinigung durch PAK so gering wie möglich zu halten, sind bereits jetzt Emissionsgrenzwerte sinnvoll, die zunächst als erster Schritt nur von den technologischen Möglichkeiten ausgehen und nur BaP als Leitkomponente betreffen. Dies entspricht einem Vorgehen, wie es bei der Festlegung von MEK-Werten für CO und C_mH_n in der ECE-Regelung Nr. 15 praktiziert worden ist. Nach Vorliegen von international anerkannten hygienischen Grundlagenuntersuchungen zur Klärung der wissenschaftlich noch umstrittenen Fragen, muß der derzeitige, technologisch begründete MEK-Wert den hygienischen Erfordernissen angepaßt werden.

8. *Schlußfolgerungen*

Besonders in Ballungsgebieten sind Kraftfahrzeuge wesentlich an der Immission beteiligt. An Verkehrsschwerpunkten stehen die vorrangig von Kraftfahrzeugen stammenden Schadstoffe CO und Blei bereits heute im Vordergrund des lufthygienischen Interesses. Mit der Zunahme des Kraftverkehrs im Perspektivzeitraum tritt eine weitere Erhöhung der Bedeutung der Verkehrsemissionen ein, auch Schadstoffe wie NO_x werden dann lufthygienisch dringlich werden. Die Gewährleistung der MIK-Werte ist nur schrittweise, ausgehend von den techn.-ökonomischen Möglichkeiten realisierbar.

Neben CO, Blei und der Rauchdichte müssen für weitere Schadstoffe Emissionsgrenzwerte einbezogen werden, besonders Stickoxide.

Bei der Komponente BaP muß der Verursacheranteil der Einzelemittenten eindeutig geklärt werden, damit Emissionsbegrenzungen dort eingeleitet werden, wo sie den größten lufthygienischen Effekt zeigen.

Maßnahmen an Verbrennungsmotoren allein führen nicht zur Lösung des Problems. Nur komplexe Maßnahmen von der Entwicklung schadstoffarmer Verbrennungsmotoren beginnend über die Herstellung geeigneter bleiarmer Kraftstoffe, den Instandhaltungssektor, die Verkehrsbetriebe, Verkehrsbau und Verkehrsleitung, den Städtebau sowie kommunalpolitische Maßnahmen bis zur Änderung heutiger Lebensgewohnheiten können im Perspektivzeitraum die erforderliche Luftreinhaltung gewährleisten. Unsere sozialistische Gesellschaftsordnung verfügt über alle Voraussetzungen zur Lösung dieser Frage: Mitdenken und Mithandeln ist dabei unabdingbare Forderung. Dies ist unser gesellschaftlicher Auftrag.

Literatur

[1] Rudolph, M.: Energetisches Betriebsverhalten von Verkehrsmitteln. Brennstoff-Wärme-Kraft 27 (1975) 9, 358–360.

[2] Statistisches Jahrbuch der DDR 1975, Staatsverlag der DDR, Berlin 1975.

[3] Engels, F.: Dialektik der Natur, Dietz-Verlag Berlin 1952. (zitiert nach: G. Herrmann, Abhandl. der Sächs. Akad. der Wiss., Math.-nat. Klasse, Bd. 51, Heft 2 (1972).

[4] 5. DVO zum LKG der DDR (§ 4) GBl. I Nr. 18, 24, 4. 1973.

[5] Prietsch, W., Jaskulla, N., Hünigen, E.: Aufbau, Einrichtung und Aufgaben eines Meßfahrzeuges zur Ermittlung von Immission und Emission von Abgasbestandteilen aus Verbrennungsmotoren. Verk.-Med. 15. Jhg. (1968) H. 8, S. 325–345.

[6] Prietsch, W., Jaskulla, N., Hünigen, E.: Ergänzter Nachdruck von [5] in Labortechnik (1969) H. 1, S. 27–37.

[7] Prietsch, W., Hünigen, E., Schindler, S., Jaskulla, N.: Über die Luftverunreinigung durch Kraftfahrzeuge in Berlin. Z. ges. Hyg. 15. Jhg. (1969) H. 5, S. 326–333.

[8] PRIETSCH, W.: Luftverunreinigung in Bitterfeld (Kfz.-Abgase) Bericht Nr. FG 188 der Abgasprüfstelle der DDR.

[9] PRIETSCH, W., HÜNIGEN, E.: Vom Kraftverkehr verursachte Schadstoffkonzentrationen in der Stadtluft während der Leipziger Herbstmesse 1968. Verk.-Med. 16. Jhg. (1969) H. 7/8, S. 273–299.

[10] SMOLINKA, P., KAHL, H.: Messung der Bleiemission während der Leipziger Herbstmesse 1968. Verk.-Med. 16. Jhg. (1969) H. 7/8, S. 300–307.

[11] PRIETSCH, W.: Durchführung von Immissionsmessungen am Grenzübergangspunkt Marienborn. Bericht Nr. FG 143 der Abgasprüfstelle der DDR.

[12] PRIETSCH, W.: Durchführung von Immissionsmessungen an der Grenzkontrollstelle Drewitz. Bericht Nr. FG 155 der Abgasprüfstelle der DDR.

[13] FASOLD, W., SONNTAG, E., WENDE, H.: Verk.-Med. 17. Jhg. (1970), 112.

[14] LÜDERITZ, P.: Verk.-Med. 18. Jhg. (1971) H. 7, S. 304.

[15] PRIETSCH, W.: Immission von Kraftfahrzeugabgasen zur Leipziger Frühjahrsmesse 1969. Verk.-Med. 17. Jhg. (1970) H. 11, S. 465–491.

[16] SMOLINKA, P., KAHL, H.: Verk.-Med. 17. Jhg. (1970) H. 12, S. 528.

[17] PRIETSCH, W., THIEMANN, E., SAUER, U.: Luftverunreinigung und Verkehrslärm im Straßentunnel am Alexanderplatz. Die Straße (1973) H. 2, S. 57–62.

[18] PRIETSCH, W., JASKULLA, N.: Die arbeitshygienische Bedeutung von kanzerogenen Kohlenwasserstoffen beim Einsatz von Verbrennungsmotoren in geschlossenen Räumen Verk.-Med. (1974) H. 8, S. 278–281.

[19] PRIETSCH, W., BERTHOLD, J.: Über den Zusammenhang zwischen Verkehrsbelegung und Luftverunreinigung durch Kfz.-Abgase. Kraftfahrzeugtechnik (1970) H. 12, S. 355–359.

[20] JASKULLA, N., PRIETSCH, W., TORGE, H.: Gesetzmäßigkeiten der Verteilung von Kraftfahrzeugabgasen in der freien Atmosphäre und in umbauten Räumen. Die Technik 26. Jhg. (1972) H. 1, S. 41–47.

[21] PRIETSCH, W., KAHL, H.: CO-Immissionen an Verkehrsschwerpunkten der Hauptstadt der DDR. Verk.-Med. 20. Jhg. (1973) H. 2, S. 63–77.

[22] PRIETSCH, W.: Stickstoffmonoxid neben Stickstoffdioxid in der Stadtluft an Verkehrsschwerpunkten Z. ges. Hyg. 17. Jhg. (1971) H. 5, S. 34–37.

[23] PRIETSCH, W., KAHL, H., FRÜHOLZ, R.: Einjährige Messungen der NO- und NO_2-Immissionen an zwei Berliner Verkehrsschwerpunkten. Verk.-Med. 23. Jhg. (1971) H. 2, S. 49–56.

[24] FRÜHOLZ, R., PRIETSCH, W., KAHL, H.: Meßergebnisse von Formaldehyd- und Oxidantien-Immissionen an zwei Berliner Verkehrsschwerpunkten. Verk.Med. 23. Jhg. (1976) H. 2, S. 57–63.

[25] KAHL, H., SMOLINKA, P., PRIETSCH, W.: Die atmosphärische Pb-Immission in der Hauptstadt der DDR. Die Technik (1973) H. 1, S. 28–43.

[26] PRIETSCH, W.: Über die Messung von niedrigmolekularen Kohlenwasserstoffen in der Stadtluft an Verkehrsschwerpunkten. Verk.-Med. 18. Jhg. (1971) H. 7, S. 291–303.

[27] KAHL, H., FRÜHOLZ, R., PRIETSCH, W.: Die atmosphärische Belastung durch Schwefeldioxid und Schwebestaub an Verkehrsschwerpunkten. Verk. Med. 20. Jhg. (1973) H. 9, S. 329–334.

[28] PRIETSCH, W., WETTIG, K., KAHL, H.: 3,4-Benzpyren in der Stadtluft an zwei Berliner Verkehrsschwerpunkten. Z. ges. Hyg. 17. Jhg. (1971) H. 8, S. 573–576.

[29] Prietsch, W., Chesina, A. Ja., Wettig, K., Kahl, H., Petrowa, T.: Weitere Untersuchungen über den Gehalt kanzerogener Kohlenwasserstoffe der atmosphärischen Luft in der Umgebung von Verkehrsschwerpunkten. Z. ges. Hyg. (1972) H. 12, S. 941–943.

[30] Prietsch, W., Berchner, H.: Auswertung von Immissionsmeßergebnissen mit Hilfe eines elektrischen Kleinrechners. Z. ges. Hyg. 18. Jhg. (1972) H. 5, S. 238–243.

[31] Prietsch, W.: Messungen der örtlichen CO-Verteilung an 174 Meßstellen in der Hauptstadt der DDR. Verk.-Med. 20. Jhg. (1973) H. 7, S. 253–263.

[32] Prietsch, W., Hünigen, E.: Örtliche Verteilung von Kohlenmonoxid in Städten am Beispiel der Hauptstadt der DDR. Verk.-Med. 24. Jhg. (1977) H. 1.

[33] Prietsch, W., Hünigen, E.: Immissionen als Grundlage für MEK-Werte, von Kfz.-Abgasen. Kraftfahrzeugtechnik (1973) H. 2, S. 44–45.

[34] Naumann, M., Prietsch, W.: Analyse der Situation und Entwicklung der Kfz.-verursachten Immissionen in der DDR und international. Bericht der Abgasprüfstelle der DDR. FG-Nr. 372.

[35] 2. DB zur 5. DVO des Landeskulturgesetzes der DDR. GBl. I Nr. 37 (6. Aug. 1974).

[36] Adolph, H., Jaskulla, N., Prietsch, W.: Schadstoffemission aus Kraftfahrzeugen. Bericht für das KOZ Dresden, Abgasprüfstelle der DDR, Juni 1976.

[37] Shabad, L. M., Chesina, A. J., Wettig, K.: Lufthygiene = Krebsprophylaxe. Wiss. und Fortschritt 23 (1973). Heft 9, S. 386–389.

[38] —: UdSSR-MIK-Liste Nr. 1005–73 vom 16. 2. 73 (ergänzte Änderungen zum Verzeichnis der Normative Nr. 876-21).

[39] —: Forschungsbericht Volkswagen AG Nr. F2 75/1. Durch den Kraftverkehr verursachte BaP-Immission und ihr lufthygienischer Einfluß auf den Menschen.

[40] Hünigen, E., Prietsch, W., Sachse, J., Jaskulla, N.: Emissionsüberwachung bei Kraftfahrzeugen. Reihe Technik und Umweltschutz, Heft 8/1975, S. 90.

[41] Fritz, W., Engst, R.: Neuere Ergebnisse zur umweltbedingten Kontamination von Lebensmitteln mit krebserregenden Kohlenwasserstoffen. Reihe Technik und Umweltschutz, Heft 10/1974, S. 155.

[42] —: Effect of Gasoline Aromatics Content on Polynuclear Aromatic Exhaust Emissions Stichting-Concawe Report Nr. 6/1974, The Hague.

[43] Grimmer, G., Hildebrandt, A.: Ermittlung der Anteile der Personenkraftwagen an der Luftverunreinigung durch karzinogene polyzyklische Kohlenwasserstoffe. Zbl. Bakt. Hyg. I. Abt. Orig. B. 161 (1975) S. 104–124.

[44] Lahmann, E.: Untersuchungen über Luftverunreinigungen durch den Kraftverkehr, Schriftenreihe Wasser-, Boden- Lufthygiene Nr. 28 (1969) Gustav Fischer Verlag, Stuttgart.

[45] —: Immissionssituation durch den Kraftverkehr in der Bundesrepublik Deutschland. Schriftenreihe Wasser-, Boden- Lufthygiene Nr. 42 (1974), Gustav Fischer Verlag. Stuttgart.

[46] Prietsch, W., Jaskulla, N., Hünigen, E.: Standardisierung eines Emissionsgrenzwertes für Benzo(a)pyren aus Abgasen von PKW-Ottomotoren. Kraftfahrzeugtechnik (1976) H. 6, S. 177.

[47] Grimmer, G.: Was trägt der Straßenverkehr zur Belastung der Luft mit polyzyklischen aromatischen Kohlenwasserstoffen bei? Erdöl und Kohle (1975) 7, S. 311.

[48] Prietsch, W., Jaskulla, N.: Ermittlung und Auswertung der Benzo(a)pyren-Emissionssituation bei repräsentativen Fahrzeugtypen. Mitteilung Nr. 354 der Abgasprüfstelle der DDR, Nov. 1975.

Kh. Lohs, W. Rolle, P. Gehlert

Nitrosamine in der Atmosphäre

Die Nitrosamine sind — ebenso wie die durch eine α-Ketogruppierung charakterisierten Nitrosamide — N-Nitrosoverbindungen. Ihre allgemeine Strukturformel ist

$$O{=}N{-}N\begin{matrix}\diagup R_1\\ \diagdown R_2\end{matrix}$$

Für unsere Betrachtungen sind wegen ihrer Bildungsweise, ihrer Toxizität und ihrer Flüchtigkeit vor allem die Dialkylnitrosamine von herausragendem Interesse.

Auf Grund der tierexperimentell nachgewiesenen Hepatotoxizität sowie damit verknüpfter hepatokanzerogener Wirkung zog Mitte der fünfziger Jahre zunächst das Dimethylnitrosamin die Aufmerksamkeit auf sich [1]; daneben untersuchte man insbesondere das Diäthylnitrosamin sowie zahlreiche andere Nitrosamine.

Während die Chemie dieser Verbindungsklasse zu dieser Zeit bereits zum festen Bestand der Lehr- und Handbuchliteratur zählte, wurden erst in den sechziger Jahren die biochemische Verhaltensweise dieser Verbindungen und die damit verknüpften biologisch resp. toxikologisch relevanten Fragestellungen einer näheren Betrachtung unterzogen [2, 3, 4, 5].

Die meisten der bisher getesteten Nitrosamine erwiesen sich im Tierexperiment als mehr oder weniger stark carcinogen, bei vielen von ihnen genügte eine einmalige Dosis zur Krebserzeugung [2]. So verursacht z. B. Diäthylnitrosamin als eines der stärksten Carcinogene dieser Verbindungsklasse bei 20 verschiedenen Tieren, einschließlich Primaten, malige Tumore [6], wobei bedeutungsvoll ist, daß noch keine nitrosaminresistente Tierspezies gefunden wurden, daß heißt, ein sich einmal als carcinogen erwiesenes Nitrosamin zeigt diese Eigenschaft bei allen anderen untersuchten Tierarten ebenfalls [7].

Bemerkenswert ist in diesem Zusammenhang die ausgeprägte Organotropie der Nitrosamine [8, 9].

Insgesamt ist zu berücksichtigen, daß alle Erfahrungen über die Wirkung der N-Nitrosoverbindungen auf tierexperimentellen Untersuchungen beruhen, wenn man von epidemiologischen Erfassungen über einen Zusammenhang zwischen Aufnahme von NO_x-Verbindungen und Krebserkrankungen absieht [10 bis 12]. Bei der Übertragung solcher Befunde ist naturgemäß eine gewisse Zurückhaltung geboten. Das gilt in verstärktem Maße für die Substanzklasse der Nitrosamine, die in ihrer Ausgangsstruktur eine inaktive Transportform darstellen und erst im Verlauf der Metabolisierung in die eigentliche Wirkform übergeführt werden.

Unter der Voraussetzung, daß die Alkylierung von Nucleinsäuren durch Nitrosamine mit der Carcinogenese in Verbindung steht [13, 14], scheint die in Abb. 1 dargestellte Alkylierungstheorie [15] die carcinogene Wirkung der Nitrosamine sinnvoll wiederzugeben.

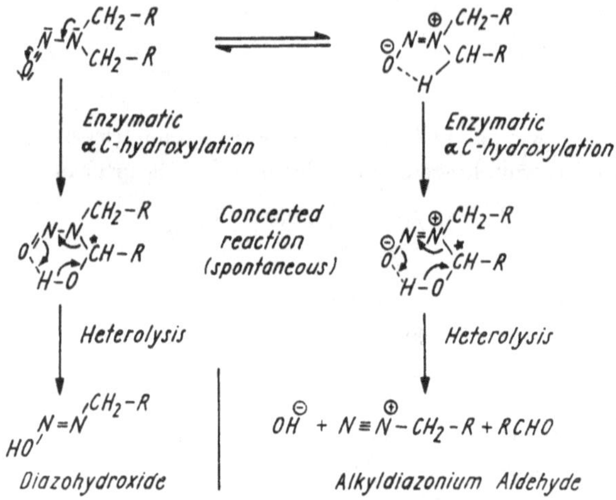

Abb. 1 Alkylierungsmechanismus (nach DRUCKREY [15])

Der erste und entscheidende Schritt besteht, zumindest bei Dimethyl- und Diäthylnitrosamine, in der enzymatischen α-Hydroxylierung. Aus diesem α-Hydroxyalkylnitrosamin entsteht dann über die cyclische sechsgliedrige Ringstruktur (Wasserstoffbrückenbindung), die in Abb. 1 aus den beiden Grenzstrukturen nach erfolgter α-Hydroxylierung formuliert wird, direkt das entsprechende Alkyldiazoniumhydroxid bzw. Alkyldiazoniumion und der dazugehörige Aldehyd. Demnach wäre das letzte beim Zerfall des Alkyldiazoniumions bzw. Alkyldiazohydroxids entstehende Carbeniumion als die eigentliche Wirkform anzusehen.

Neuere Untersuchungen über den Metabolismus von Nitrosaminen in vivo zeigen, daß an Alkylketten auch ω-Oxydation zu Alkoholen und Carbonsäuren, β-Oxydation zu Ketonen sowie Kettenverkürzungen eintreten [61].

Als Hauptangriffspunkt in den Nucleinsäuren wurde in den in-vivo-Experimenten die N-7-Stellung des Guanins identifiziert [4, 5, 16].

Weitere Untersuchungen zeigten jedoch, daß zwischen carcinogener Aktivität des entsprechenden Nitrosamins und der Alkylierung des N-7 im Guanin nicht unbedingt eine Korrelation besteht [17, 18, 19]. Die in-vivo-Untersuchungen von CRADDOCK [20] und O'CONNOR [21], die nach Applikation von Dimethylnitrosamin an Ratten zur Identifizierung von O-6-Methylguanin führten, lassen die Vermutung zu, daß diese Position eher mit der Carcinogenese in Beziehung steht, als die N-7-Stellung im Guanin [13, 22].

Gegenwärtig scheint deshalb der wahre Wirkungsmechanismus der Nitrosamine noch nicht gesichert [16] und man kann deshalb auf Grund der Struktur eines verdächtigen Nitrosamins nicht sicher auf seine Gefährlichkeit schließen und ist auch heute noch im Zweifelsfall auf zeitraubende Tierversuche angewiesen.

Bisher existieren in der Literatur keine Hinweise, die den dringenden Verdacht vieler Autoren [2, 3, 9], daß die Nitrosamine cancerogen auf den menschlichen Organismus wirken, entkräften können.

In diesem Zusammenhang wurden in den letzten zehn Jahren verstärkte Anstrengungen zum Auffinden von N-Nitrosaminen in der menschlichen Umwelt sowie der Aufklärung von Bedingungen, die zur Nitrosaminbildung in Umwelt [23] und Organismus [24] führen können, unternommen.

Bevor wir uns näher der Problematik der Nitrosamine in der Umwelt, insbesondere der Atmosphäre zuwenden, soll daran erinnert werden, daß es sich bei den Nitrosaminen um chemisch sehr wandlungsfähige Verbindungen handelt. So können Nitrosamine nicht nur zu den zugrunde liegenden sekundären Aminen entnitrosiert werden, sondern sie reagieren ganz generell mit zahlreichen Basen oder Nucleophilen; Oxydation führt zu Nitraminen und von dort aus zu Azomethinen, Reduktion zu Hydrazinen oder deren Derivaten, mittels Photolyse gelangt man zu Hydroximsäureamiden, Photoaddition an Olefine oder 1,3-Diene läßt aus Nitrosaminen Aminooxime entstehen, um hier nur einige Beispiele zu nennen [62]. Ohne näher darauf eingehen zu können, muß doch diese chemische Wandlungsfähigkeit stets im Blickwinkel unserer Betrachtungen bleiben, auch wenn wir hier vorzugsweise die Nitrosaminbildung unter atmosphärischen Bedingungen in den Mittelpunkt der Darstellung rücken.

Nach Bekanntwerden der gefährlichen Eigenschaften der einfachen, leichtflüchtigen Nitrosamine kann eine industrielle Produktion als direkte Quelle der durch einzelne Punktmessungen (Abb. 2, [30 bis 33]) belegten atmosphärischen Konzentrationen ausgeschlossen werden. Die Entwicklung des Thermo-Energy-Analyzer (vgl. [32]) hat in letzter Zeit die Möglichkeit vermutlich besonders präziser Nitrosamin-Analysen in Umweltproben eröffnet. Ältere Arbeiten, die mit weniger empfindlichen oder selektiven Analysenverfahren ausgeführt wurden, bedürften in jedem Fall einer besonders kritischen Wertung.

Über die mögliche Bildung von Nitrosaminen aus Stickoxiden und sekundären aliphatischen Aminen in der Gasphase ist bisher noch wenig bekannt. Neurath und Mitarbeiter [25] führten Gasphasenuntersuchungen im Zusammenhang mit dem Vorkommen von Nitrosaminen im Tabakrauch durch. Dabei wurde angenommen, daß Distickstofftrioxid mit sekundären Aminen gemäß

$$N_2O_3 + 2\,R_2NH \rightarrow 2\,R_2NNO + H_2O$$

reagiert, wobei sich in einem vorgelagerten Gleichgewicht N_2O_3 aus Stickstoffmonoxid und Stickstoffdioxid bildet. Danach müßten prinzipiell Stickstoffmonoxid

Abb. 2 Nitrosamine in der Luft industrieller Ballungsgebiete

N-Nitroso-verbindung	Ort	Konzentration in ppb (V/V)	Anmerkung	Autoren
Dimethyl	Baltimore (USA)	0,03 · · · 0,96	Nähe Hydrazin-fabrik	FINE et al. (1975)
Dimethyl	Belle (USA)	0,014 . . . 0,051	Nähe Aminfabrik fabrik	FINE et al. (1975)
Dimethyl Diäthyl	DDR (a)	Spuren (< 0,001)	Aminverar-beitung	BRETSCHNEIDER und MATZ (1974)
Dimethyl	DDR (b)	< 0,43	Nähe Aminfabrik	BRETSCHNEIDER und MATZ (1974)
Dimethyl	DDR (c)	7 · · · 8 (?)	Aminverar-beitung	GLÄSER (1970)

und Stickstoffdioxid direkt oder indirekt durch Oxydation von NO mit Lufstauerstoff

$$2\,NO + O_2 \rightarrow 2\,NO_2$$

vorhanden sein, wenn eine Nitrosaminbildung in der Atmosphäre in Betracht zu ziehen ist, ohne Faktoren wie Einfluß von UV-Licht und Wasserdampf zu berücksichtigen. Unsere eigenen Experimente zur Nitrosierung von Diäthylamin in der Gasphase ergaben, daß Stickstoffdioxid allein mit Diäthylamin in einer überaus schnellen Reaktion unter Bildung von Diäthylnitrosamin und Diäthylammoniumnitrat nahezu quantitativ nach folgender Reaktionsleichung

$$2(C_2H_5)_2NH + 2\,NO_2 \rightarrow (C_2H_5)_2NNO + [(C_2H_5)_2NH_2]\,[NO_3]$$

reagiert [26]. Die Reaktionspartner wurden im Konzentrationsbereich von $4 \cdot 10^{-6}$ bis $6 \cdot 10^{-5}$ Mol/l miteinander umgesetzt.

Vergleichbare Reaktionen von Stickstoffdioxid mit Alkoholen [27, 28] und Ammoniak [29]

$$ROH + 2\,NO_2 \rightarrow RONO + HNO_3$$

$$2\,NH_3 + 2\,NO_2 \rightarrow [NH_4]\,[NO_3] + N_2 + H_2O$$

verlaufen nach einem Geschwindigkeitsgesetz III. Ordnung, wobei letztlich N_2O_4 das nitrosierende Agens darstellt. Nimmt man an — gestützt auf Ähnlichkeiten im Reaktionsablauf, daß die Nitrosierung von Diäthylamin durch Stickstoffdioxid ebenfalls einem solchen Geschwindigkeitsgesetz gehorcht, so lassen unsere experimentellen Ergebnisse [26] den Schluß zu, daß die Nitrosierung des Diäthylamins durch Stickstoffdioxid auch dann als bevorzugte Reaktion in der Gasphase (Atmosphäre) abläuft, wenn vergleichbare Konzentrationen von Ammoniak oder niederen aliphatischen Alkoholen anwesend sind.

Aus der Tatsache, daß NO_2 bzw. N_2O_4 in der Lage ist, in einer schnellen Reaktion mit Diäthylamin in der Gasphase zu reagieren, lassen sich noch keine umfassenden Aussagen über die Natur des nitrosierenden Agens bei der zu vermutenden Nitrosaminbildung in der Atmosphäre machen. Da unter atmosphärischen Bedingungen in den allermeisten Fällen NO und NO_2 zu berücksichtigen sind, müßten zur exakten Beurteilung dieser Verhältnisse Kenntnisse über die Kinetik der Nitrosierung von sekundären Aminen in der Gasphase sowohl durch N_2O_3 als auch durch NO_2 bzw. N_2O_4 vorliegen.

Ohne voreilige Schlüsse ziehen zu wollen, soll darauf hingewiesen werden, daß allein im VEB Leuna-Werke derzeit pro Jahr 10 000 Tonnen Alkylamine, insbesondere Dimethylamin produziert werden; zu berücksichtigen ist dabei, daß nach jüngst mitgeteilten Zahlen [34] in einem Chemiekombinat bei der Aminverarbeitung ein jährlicher „Verlust" von 20 Tonnen dieser Amine auftritt. Andere industrielle Aminquellen sind die Fischverarbeitung mit gemessenen Werten von 50–200 mg Dimethylamin pro kg Fisch [35] sowie auch die Massenviehhaltung [36].

Da nun aber die Stickstoffoxide durch die Kraftwerke, den Kraftverkehr und durch salpetersäureherstellende bzw. -verarbeitende Chemiewerke ubiquitär verbreitet und auch in den Abgasfahnen mehr oder weniger regelmäßig erfaßt werden [37 bis 41; 43 bis 46], muß man sie in Relation zu den entsprechenden Aminkonzentrationen setzen [36, 42] und hier die notwendigen präventivmedizinischen Konsequenzen ziehen!

In Auswertung der diesbezüglichen Literatur (z. B. [2, 8, 35, 47 bis 50]) sowie unter Berücksichtigung eines mittleren Atemvolumens von 20 m^3/Mensch · Tag [51] und mit der plausiblen Annahme einer 50%igen Resorption der Nitrosamine aus der Gas- oder/und Partikelphase im Atemtrakt ergibt sich, daß eine Konzentration von mehr als 10^{-8} Mol Nitrosamin/m^3 Atemluft als gefährdend und ein Konzentrationsbereich zwischen 10^{-8} und 10^{-10} Mol/m^3 als die „Grauzone einer potentiellen Gefährdung" betrachtet werden muß (vgl. dazu auch die Ausführungen von T. Schramm und B. Teichmann in diesem Symposium).

Diese aus Untersuchungen mit Nitrosaminen abgeleiteten Aussagen befinden sich — nach Umrechnung in molar „gleichwirksame" Konzentrationen (vgl. [2]) — in sehr guter Übereinstimmung mit Empfehlungen (Air Quality Goals) für „carcinogene Stoffe in der Atmosphäre" in den USA [52], dem auf der Auswertung von Untersuchungen von Shabad, Janyshewa und Mitarbeitern beruhenden MIK-Wert für 3,4 Benzpyren in der UdSSR von 0,1 µg/100 m^3 Luft (vgl. [53]) bzw. den Überlegungen zur Definition einer „Toleranzgrenze" für 3,4-Benzpyren für stark belastete Gebiete der BRD von 50 ng/m^3 Luft [54].

Eine vollständige Umsetzung der oben angegebenen Aminmengen zu Nitrosaminen würde die Gefahrenschwelle eindeutig überschreiten und auch die Ergebnisse der Punktmessungen in Abb. 2 liegen über dem zulässigen Niveau. Es ist deshalb notwendig, durch weitere Messungen und kinetische Berechnungen die Orte zu finden, an denen bei bestimmten Wetterlagen besonders hohe Konzentrationen zu erwarten sind (vgl. [55]). Durch spezielle Messungen an den so ermittelten exponierten Punkten müssen dann die tatsächlichen Verhältnisse noch näher charakterisiert werden.

Abschließend sei noch daran erinnert, daß unter den Bedingungen der Atmosphäre nach dem augenblicklichen Stand der Kenntnisse nur ein photochemischer Abbau in Betracht kommt.

Während die Zersetzung in wäßriger Phase schon kinetisch untersucht wurde [56], lassen die bislang bekannt gewordenen Untersuchungen in der Gasphase [57] quantitative Berechnungen noch nicht zu. Die Intensität der photochemisch wirksamen Strahlung in der getrübten Luft der Städte läßt selbst am Tag keinen schnellen Abbau erwarten [33].

Es ist deshalb ein unvermindert dringliches Anliegen, die Forschungen über das Vorkommen, die Bildung und den Zerfall von N-Nitrosoverbindungen in der Atmosphäre unter onkologischen wie auch toxikologischen Gesichtspunkten weiterzuführen, um so Beiträge zur Klärung der Ursachen der wahrscheinlich erhöhten Krebshäufigkeit in Ballungsgebieten zu liefern (vgl. [12, 58 bis 60] und die Ausführungen von H. Berndt in diesem Symposium).

Literatur

[1] Magee, P. N., Barnes, J. M.: Brit. J. Cancer **10** (1956), 114.
[2] Druckrey, H., Preussmann, R., Ivankovic S.: Schmähl, D. Z. Krebsforsch. **69** (1967) 103.
[3] Magee, P. N., Barnes, J. M.: Advanc. Cancer Res. **10** (1967), 163.
[4] Lijinsky, W., Ross, A. E.: Nature (London) **218** (1968), 1174.
[5] Ross, A. E., Keefer, L., Lijinsky, W.: Cancer Res. **47** (1971), 789.
[6] Lijinsky, W.: AMBIO **5** (1976), 67.
[7] Rademacher, P.: Chemie in unserer Zeit **9** (1975), 79.
[8] Druckrey, H.: Krebsgeschehen **5** (1973), 73.
[9] Preussmann, R.: Proc. int. Symp. Nitrite Meat Prod., Zeist. **1973**, 217, Pudoc Wageningen.
[10] Wogan, G. N., Tannenbaum, S. R.: Toxicol. appl. Pharmacol. **31** (1975), 375.
[11] Weisburger, J. H., Raineri, R.: Toxicol. appl. Pharmacol. **31** (1975), 369.
[12] Hickey, R. J. et al.: IEEE (Institute of Electrical and Electronic Engineers, USA) Transact. GE-8 (**1970**), 186; vgl. [33].
[13] Frei, J. V., Lawley, P. D.: Chem. Biol. Interactions **13** (1976), 215.
[14] Magee, P. N.: Ann. N. Y. Acad. Sci. **163** (1969), 717.
[15] Druckrey, H.: Reprinted from Transplacental carcinogenesis **1973**, Lyon, International Agency for Research on Cancer, 45.
[16] Magee, P. N.: wie [15]: S. 143.
[17] Swann, P. F., Magee, P. N.: Biochem. J. **125** (1971), 841.
[18] Lijinsky, W., Ross, A. E.: J. natl. Cancer Inst. **42** (1969), 1095.
[19] Lijinsky, W., Keefer, L., Loo, J., Ross, A. E.: Cancer Res. **33** (1973), 1634.
[20] Craddock, V. M.: Biochem. Biophys. Acta **312** (1973), 202.
[21] O'Connor, P. J., Capps, M. J., Craig, A. W.: Brit. J. Cancer **27** (1973), 153.
[22] Heidelberger, C.: Ann. Rev. Biochem. **1975**, 79.

[23] MIRVISH, S. S.: Toxicol. Appl. Pharmacol. **31** (1975), 325.
[24] SANDER, J., SCHWEINSBERG, F.: Zbl. Bakt. Hyg., I. Abt. Orig. B **156** (1972), 299.
[25] NEURATH, G. B., DÜNGER, M., PEIN, F. G.: Vortrag anläßl. des 5. Meeting "On the analysis and Formation of N-Nitroso Compounds", Tallinn, Estonia (UdSSR), Oct. **1975**.
[26] GEHLERT, P., ROLLE, W.: Experientia (im Druck).
[27] YOFFE, A. D., GRAY, P.: J. Chem. Soc. (London) **1951**, 1412.
[28] FAIRLIE, A. M. jr., CARBERRY, J. J., TREACY, J. C.: Amer. Chem. Soc. **75** (1953), 3786.
[29] FALK, F., PEASE, R. N.: J. Amer. Chem. Soc. **76** (1954), 4746.
[30] GLÄSER, E.: Dissertation TU Dresden **1970**.
[31] BRETSCHNEIDER, K., MATZ, J.: Arch. Geschwulstforsch. **42** (1973), 36.
[32] FINE, D. H., ROUNDBEHLER, D. P., BELCHER, N. M., EPSTEIN, S. S.: wie [20].
[33] SHAPLEY, D.: Science (Washington) **191** (1976), 135.
[34] ENDERS, K.-L., PEKLO, P.: 8. Lufthygienisches Kolloquium, Halle/Saale Sept. **1976**.
[35] HEYNS, K.: Getreide, Mehl und Brot **27** (1973), 249.
[36] LUEBS, R. E., DAVIS, K. R., LAAG, A. E.: J. Environ. Qual. **3** (1974), 265.
[37] LÜTZKE, K.: Staub-Reinhalt. Luft **35** (1975), 127.
[38] KAHL, D., DRESCHER, A.: Berg- und Hüttenmänn. Tag. Freiberg/Sa. Mai **1975**.
[39] JANSEN, P., JORDAN, S., SCHIKARSKI, W.: Staub-Reinhalt. Luft **32** (1972), 454.
[40] SCHWINKOWSKI, K., DIETZ, H.: Halle **1976**, wie [34].
[41] ROTHE, K. W., BRINKMANN, V., WALTHER, H.: Appl. Phys. **4** (1974), 181; dieselben: Staub-Reinhalt. Luft **35** (1975), 146.
[42] EREMIT, L., ALTHOF, P.: Halle **1976**, wie [34].
[43] HAMMJE, K.: Halle **1976**, wie [34].
[44] MALISSA, H., JÜTTE, W., ALIDAD, I.: Arch. Met. Bioklimat., Ser. B **23** (1975), 128.
[45] PRIETSCH, W.: Z. ges. Hyg. **17** (1971), 18.
[46] JOST, D., RUDOLF, W.: Staub-Reinhalt. Luft **35** (1975), 150.
[47] KROES, R. et al.: Zeist **1973**, wie [9], S. 227.
[48] DRUCKREY, H. et al.: Arzneimittelforsch. **13** (1963), 841.
[49] DRUCKREY, H., LANDSCHÜTZ, Ch.: Z. Krebsforsch. **75** (1971), 221.
[50] ZIEBARTH, D.: Arch. Geschwulstforsch. **43** (1974), 42.
[51] PLENERT, W., HEINE, H.: »Normalwerte«. Volk und Gesundheit, Berlin **1973**.
[52] JONES, H. R.: Pollut. Contr. Rev. Serv. **11** (1972); zit nach: Staub-Reinhalt. Luft **35** (1975), 241.
[53] HÜNIGEN, E. et al.: Kfz.-Technik **1975**, 142.
[54] ANONYM: Umschau Wiss. Techn. **74** (1974), 135.
[55] ROLLE, W.: Sitzungsberichte der AdW der DDR 12 N/1976, Berechnung von Schadstoffkonzentrationen in der Atmosphäre, Berlin 1976.
[56] POLO, J., CHOW, Y. L.: Tallinn **1975**, wie [25].
[57] MATZ, J., BRETSCHNEIDER, K.: Dissertation Humboldt-Universität Berlin **1974**.
[58] ULMER, W. T.: Kongreß „Lunge und Umweltverschmutzung". Düsseldorf, März **1975**. zit. nach: Staub-Reinhalt. Luft **35** (1975), 307.
[59] BITTERSOHL, G., OSE, H.: Z. ges. Hyg. **20** (1974), 36.
[60] BITTERSOHL, G.: Z. ges. Hyg. **19** (1973), 865.
[61] BLATTMANN, L., PREUSSMANN, R.: Z. Krebsforsch. **79** (1973), 3; s. auch KRÜGER, F. W. et al.: Z. Krebsforsch. **76** (1971), 147; **79** (1973), 90; **80** (1973), 189.
[62] SEEBACH, D., ENDERS, D.: Angew. Chem. **87** (1975), 1.

K. Wienhold, H. Sohr, W. Rolle

Zur Problematik einiger toxikologisch relevanter Metalle in der Atmosphäre

Bei der Problematik der möglichen Schadwirkungen, die durch Metalle hervorgerufen werden können, interessiert zunächst die Schadstoffquelle. Man unterscheidet Schadstoffquellen, die zu einer punktuellen Belastung führen und solche, von denen eine nahezu ubiquitäre Verteilung ausgeht. Zu ersteren gehören hauptsächlich Hüttenwerke und Müllverbrennungsanlagen.

Während bei Emissionen aus Hüttenwerken — je nach den eingesetzten Rohprodukten und dem Verhüttungsprozeß — viele denkbare metallische Schadstoffe in unterschiedlichen Mengen auftreten können, ist bei der Verbrennung von Abfällen vor allem mit den Metallen Blei, Cadmium, Quecksilber, Silber, Zink, Wismut, Chrom, Kupfer, Barium und Molybdän zu rechnen. Weitere Belastungen werden durch die Verbrennung fossiler Brennstoffe verursacht. Die Verbrennung von Erdölprodukten liefert dabei hauptsächlich Blei, Vanadin, Nickel, Molybdän und Quecksilber, während die Verbrennung von Kohle Quecksilber, Cadmium, Thallium, Wismut und Silber und die von Erdgas Quecksilber liefert. Die Schadwirkung dieser Metalle ergibt sich aus dem Produkt von Menge und Toxizität.

Die Konzentration der Schadstoffe in der Atmosphäre wird in komplizierter Art und Weise nicht nur von der Emissionsquelle, sondern auch von der Wetterlage beeinflußt. Einen weiteren wichtigen Aspekt stellen ferner Form, Größe, Gestalt und Matrix der emittierten Metallteilchen dar.

Zunächst zu den einzelnen Metallen selbst:

Allgemein sind die Metalle Blei, Quecksilber und Cadmium als potentiell umweltgefährdend bekannt. Was die Konzentration dieser 3 Metalle anbelangt, so lautet die Reihenfolge: Pb $\gg$ Cd $>$ Hg. Hinsichtlich der Toxizität hat man bisher die Reihenfolge wie folgt betrachtet: Hg $>$ Cd $>$ Pb.

Der Gefährdungsgrad, d. h. das Produkt beider Faktoren, würde die Reihenfolge Pb $>$ Cd $>$ Hg ergeben. Jedoch muß berücksichtigt werden, daß der Gefährdung durch Cadmium eine wachsende Bedeutung beigemessen wird. Wir möchten in diesem Zusammenhang auch auf die Metalle Vanadin, Nickel und Chrom hinweisen.

In Tab. 1 sind die atmosphärischen Konzentrationen dieser 6 Metalle [1] sowie ihre MAK- und MIK-Werte [2, 3] und ihre „Air Quality Goals" [4, 5] zusammengestellt. Obgleich diese letzteren Konzentrationswerte aus den USA stammen, ist der Vergleich mit Werten, die in der DDR gemessen wurden, durchaus zulässig.

Tabelle 1
Zusammenstellung von Daten über Luftproben

Substanz	Zahl d. Proben über 14 Tage gesammelt	Konzentration $\mu g\ m^{-3}$ Mittelwert	Konzentration $\mu g\ m^{-3}$ Maximum	MAK_D $\mu g\ m^{-3}$	MIK_D $\mu g\ m^{-3}$	Air Quality goals $\mu g\ m^{-3}$
Suspendierte Teilchen	291	105	1254	—	—	—
Cd	35	0,002	0,42	100	—	1,0 (2,0)
Cr	103	0,015	0,33	100	1,0	1,0 (1,0)
Ni	85	0,020	0,50	500	—	5,0 (10)
Pb	104	0,790	8,60	150	0,7	1,0 (1,5)
V	99	0,050	2,20	100	2,0	1,0 (—)
Hg	—	0,011	0,02	50	0,3	0,01 (0,5)

In der ersten Vertikalreihe ist die Zahl der zugrunde liegenden Luftmessungen angegeben. Die Angaben für Quecksilber wurden als Durschnittswerte aus anderen Arbeiten ermittelt [6]. Aus den folgenden beiden Spalten geht hervor, daß die Konzentrationswerte großen Schwankungen unterliegen, wie das die Differenz zwischen Durchschnittwerten und Maximalkonzentrationen zum Ausdruck bringt.

Vergleicht man die maximalen Konzentrationswerte mit den MIK-Werten bzw. den „Air Quality Goals", so stellt man fest, daß sie im Fall von Cadmium, Chrom, Nickel und Quecksilber beträchtlich darunter liegen, während sie bei Vanadium u. U. leicht überhöht sind.

Unter der Voraussetzung, daß die MIK-Werte richtig gewählt wurden, ergibt sich aus der gezeigten Tabelle, daß eine echte Gefährdung durch Blei vorhanden ist und daß es erforderlich erscheint, Maßnahmen zu ergreifen.

Interessant erscheint in diesem Zusammenhang auch, daß Piscator bereits 1973 einen MIK-Wert von 0,05 $\mu g/m^3$ für Cadmium vorgeschlagen hat [7].

Weiterhin spielen auch Größe, Form und Homogenität der in der Atmosphäre vorkommenden Staubpartikel eine große Rolle, da nicht nur die Bewegung dieser Teilchen in der Luft, sondern auch deren Abscheidung an Oberflächen aller Art davon abhängt.

Tab. 2 [8] zeigt die Partikelgrößen verschiedener Metalle in städtischer Atmosphäre. Man sieht, daß die meisten Teilchen im Größenbereich zwischen 0 und 3 µm liegen, und kleine Teilchen sind im allgemeinen schädlicher als große. Die

Tabelle 2
Größe der Teilchen der Metallspuren in der städtischen Atmosphäre

Metall	Durchschnittsgröße µm	Teilchen < 1 µm %
Cd	1,54–3,10	22–28
Cr	1,50–1,90	45–74
Ni	0,83–1,67	28–55
Pb	0,20–1,43	59–74
V	0,35–1,25	41–72

Ursache dafür ist in Atmungs- und Ablagerungsvorgängen zu suchen. Interessant ist in diesem Zusammenhang die Tatsache, daß in kleineren Teilchen von Flugaschen der Gehalt an Blei und Cd besonders hoch ist, wie dies in Tab. 3 [8] zum Ausdruck kommt.

In Abb. 1 [9] wird die Ablagerung von Staub in Abhängigkeit von der Korngröße, und zwar (1) tracheobronchial, (2) pulmonal und (3) nasopharyngeal dargestellt. Auf der Abszisse sind die Teilchendurchmesser in Zentimeter angegeben. Mit den Großbuchstaben A bis G erfolgt die übliche Bezeichnung der in den ent-

Tabelle 3
Metallspuren in Flugasche als Funktion der Teilchengröße

Metalle	Konzentration (ppm)				
	25 µm	12,5 µm	10 µm	3,5 µm	1,5 µm
Cd	≤ 5	≤ 5	≤ 5	≤ 5	100
Cr	130	130	130	300	300
Ni	300	200	200	300	300
Pb	300	200	300	300	500
V	200	200	200	200	200

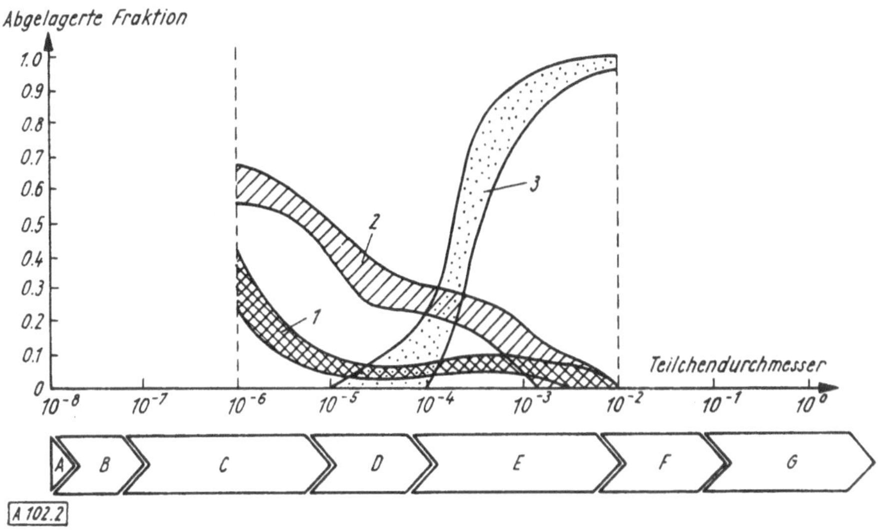

Abb. 1 Ablagerung von Staub in Abhängigkeit von der Korngröße

sprechenden Bereich gehörigen Partikeln: A — Atome, B — Moleküle.C — Aitken-Partikeln, D — große Partikeln, E — Riesenpartikeln, F — feinkörnige Feststoffe, G — grobkörnige Feststoffe.

Es ist deutlich zu erkennen, daß größere Teilchen bereits weitgehend im Nasen-Rachenraum abgelagert werden.

Bei der Verbrennung organischer Produkte entstehen vor allem kleinere Ascheteilchen. Der Einfluß der Teilchenform ist zwar noch nicht sehr genau untersucht, doch kann man annehmen, daß scharfkantige Teilchen gefährlicher sind als abgerundete; außerdem spielt die Homogenität eine Rolle.

Als moderne Methodik zur Charakterisierung von Aerosol-Partikeln im Hinblick auf gesundheitliche Gefährdung und Herkunft wurde von MALISSA eine integrierte Staubanalyse gefordert, die neben der stereometrischen Analyse die folgenden Parameter berücksichtigt:

1. Durchschnittsanalyse aller oder einzelner Elemente
2. Identifizierung und quantitative Analyse von einzelnen Staubpartikeln
3. Bestimmung der Teilchenmasse und Teilchengrößenverteilung
4. Ermittlung der Morphologie.

Das Eindringen der Teilchen aus der Luft über die Atemwege in den Organismus ist nur eine Möglichkeit. Eine zweite besteht in der Auflösung der Teilchen, deren Übergang in die sowie ihre nachfolgende Aufnahme aus der Nahrungskette.

Zur Einschätzung einer Gesundheitsgefährdung sind deshalb immer alle Möglichkeiten zu berücksichtigen, denn Luftanalysen, die durchaus beruhigende Ergebnisse liefern, kennzeichnen nur dann einen positiven Zustand, wenn die Schadstoffaufnahme aus anderen Quellen in keiner Weise den ADI-Werten der WHO-FAO nahekommt. In besonders exponierten Gebieten könnte auch eine geringe Luftbelastung (z. B. unterhalb der MIK-Werte) zu einer Überschreitung der ADI-Werte und somit zu einer Gesundheitsgefährdung führen. In solchen Gebieten wäre ein gewisser Trend u. U. durch Haaranalysen erkennbar.

In diesem Zusammenhang möchten wir Cadmium als Beispiel anführen [19]. Das WHO-FAO-Limit pro Mensch und Woche wird mit 400—500 µg Cd angegeben, die zulässige Trinkwasserbelastung mit 5 µg Cd/kg [10]. Nicht unterschätzt werden sollte übrigens die Cadmiumaufnahme durch Zigarettenrauchen. So beträgt z. B. die Gesamtkörperbelastung von Nichtrauchern in den USA etwa 13 mg, die von Rauchern dagegen 30—40 mg [11]. Cadmium bewirkt in geringen Mengen einen signifikanten Anstieg des Blutdrucks, und in manchen Studien werden positive Korrelationen zwischen dem Cadmiumgehalt der Luft und der Häufigkeit von schweren Hochdruck- und arteriosklerotischen Erkrankungen angeführt [12].

Schädigungen der Vegetation sind oft erste Anzeichen einer unzulässig hohen Belastung durch Schwermetalle in der Umgebung starker Emittenten. Es ist in diesem Zusammenhang über Ernteschäden bis zu 30% berichtet worden, wobei solche Parameter wie Bodenbeschaffenheit, pH-Wert des Bodens und Luftfeuchtigkeit eine entscheidende Rolle spielen [13].

Wie bereits erwähnt, gibt es zwei Wege der Schadstoffaufnahme. Generell kann gesagt werden, daß die Aufnahme über den Gastrointestinaltrakt weniger gefährlicht ist, weil der größte Teil mit den Exkrementen wieder ausgeschieden wird, Dagegen ist das Resorptionsverhältnis für Partikel, die in die Lunge gelangt sind, wesentlich höher [14].

Metallorganische und ganz besonders Alkylverbindungen nehmen in gewisser Weise eine Sonderstellung ein. Infolge beträchtlicher Lipoidlöslichkeit können sie direkt ins Zellinnere gelangen. Es erscheint uns erwähnenswert, daß sich aus anorganischen Quecksilberverbindungen, sogar aus derartig stabilen wie Quecksilbersulfid, unter Einwirkung von Bakterien quecksilberorganische Verbindungen bilden können [15], wie dies auch in Abb. 2 [16] schematisch dargestellt ist.

Für die Schadstoffwirkung von Metallen spielt deren Komplexbildungsfähigkeit eine wesentliche Rolle, ein Umstand, der auch therapeutisch hinsichtlich Ausscheidung und Entgiftung ausgenutzt wird. Bekannt ist, daß viele Metalle mit Sulfhydrylgruppen in Wechselwirkung treten, wodurch es zu Veränderung von Proteinen und zur Inhibierung von Enzymen kommt. Das allein liefert jedoch weder eine Erklärung dafür, daß es für jedes Metall ein eigenes Reaktionsmuster im Gesamtorganismus gibt, noch erklärt es die Ausbildung der hohen Organotropie. Auch auftretende Wechselwirkungen in Gegenwart anderer Metalle, die die Schadwirkungen modifizieren, sind bisher wenig untersucht.

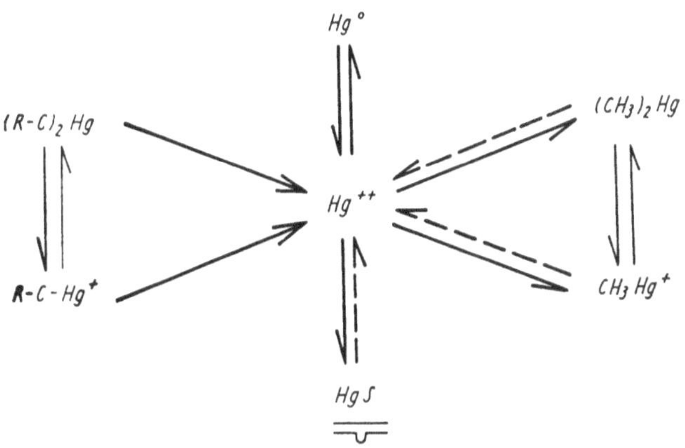

Abb. 2 Schematische Darstellung der Bildungsmöglichkeit organischer Quecksilberverbindungen aus anorganischen (Hg S) unter Einwirkung von Bakterien

Ohne auf die verschiedenen Schädigungen durch Metalle im Organismus eingehen zu wollen, soll erwähnt werden, daß für einige Metalle — Chrom(VI), Nickel, Cadmium und Arsen(III) — eine cancerogene Wirkung für den Menschen [17] nachgewiesen werden konnte. Allerdings dürfte die durch Emissionen in die kommunale Atmosphäre und Aufnahme aus der Nahrungskette hervorgerufene Belastung dafür nicht ausreichend sein.

Abschließend noch einige Bemerkungen zur Spurenanalytik der Schwermetalle.

Für die Umweltforschung im allgemeinen und die der Spurenmetalle im besonderen besitzt die Analytik eine Schlüsselfunktion. Ihr Leistungsvermögen bestimmt im wesentlichen die Aussagekraft der Ergebnisse. Bekanntlich gibt es heute hochleistungsfähige Geräte und Methoden gerade in der Spurenanalyse von Metallen. Alle diese Methoden unterliegen der Gefahr, daß durch unsachgemäßes Arbeiten enorme Fehlerquellen wirksam werden und daß dadurch extrem falsche Meßergebnisse zustande kommen. Erst kürzlich wurde in der Literatur mitgeteilt, daß sich bei einer Hg-Spurenanalyse, an der sich mehrere leistungsfähige Laboratorien beteiligt hatten, Werte zwischen 0,5 und 136 ppb gefunden wurden [18]. Dieses Beispiel soll keineswegs die Zuverlässigkeit der Methoden und Geräte in Zweifel ziehen, sondern soll lediglich darauf hinweisen, daß Richtigkeit und Zuverlässigkeit der Analysenwerte in hohem Maße vom Bearbeiter abhängen. Deshalb sollten solche wichtigen Arbeitsgänge wie Probenahme, Probelagerung und Probenverarbeitung mindestens mit der gleichen Aufmerksamkeit verrichtet werden wie die eigentliche Messung, wobei immer die Möglichkeit des Auftretens von Fehlern geprüft und berücksichtigt werden muß. Große Fehlermöglichkeiten sind dann gegeben, wenn die einzelnen Arbeitsgänge von verschiedenen Personen durchgeführt werden. Wenn also die einzelnen Faktoren einer Probenvorbereitung nicht alle bekannt sind, sollte u. U. auf eine Messung verzichtet werden.

Literatur

[1] Ledbetter, J. O.: Air pollution, Pt. A, New York **1972**.
[2] DDR-Standard, TGL 22 310, Mai **1972**.
[3] Atemschutz-Inform. **12** (1973), 40.
[4] Jones, H. R.: Pollut. Contr. Rev. Serv. **11** (1972); zitiert nach Staub-Reinhalt. Luft **35** (1975), 341.
[5] Dawson, G. W.: Battelle Pacific Northwest Lab., BNWL-1815, UC-70 (**1974**).
[6] Winkler, H. A.: Chem.-Ing. Techn. **47** (1975), 16.
[7] Piscator, M.: Staub-Reinhalt. Luft **33** (1973), 457.
[8] Lee, R. E., von Lehmden, D. J.: J. Air Pollut. Contr. Assoc. **23** (1973), 853.
[9] Malissa, H.: Angew. Chem. **88** (1976), 168.
[10] Nordberg, G. F.: Ambio **3** (1974), 55.
[11] Lewis, G. P. et al.: J. Chron. Diseas. **25** (1972), 717.
[12] Schroeder, H. A.: Med. Clin. North Amer. **58** (1974), 381.
[13] Dässler, H.-G.: Einfluß von Luftverunreinigungen auf die Vegetation, Jena **1976**.
[14] Nomiyama, K.: Progress in Water Technology, Vol. 7, 15, Pergamon Press **1975**.
[15] Fagerström, T., Jernelöv, A.: Water Res. **5** (1971), 121.
[16] Vosdal, J. J., Clarkson, T. W.: J. Occup. Med. **15** (1973), 649.
[17] Tomatis, L.: Ann. New York Acad. Sci. **271** (1976), 396.
[18] Tölg, G.: Naturwiss. **63** (1976), 99.
[19] Cumbrowski, J., Raffke, W.: Z. ges. Hyg. **21** (1975), 1.

H. Beitz

Zur Kontamination der Atmosphäre mit Pflanzenschutzmitteln infolge von Pflanzenschutzmaßnahmen

Die Anwendung von Pflanzenschutzmitteln (PSM) und Mitteln zur Steuerung biologischer Prozesse (MBP) ist durchaus mit Gefahren für den Menschen und seine Umwelt verbunden, wenn sie unsachgemäß, mit unzureichender Technik oder nicht ausreichenden Reglementierungen erfolgt. Das kommt auch in der Resolution des VIII. Internationalen Pflanzenschutzkongresses 1975 in Moskau zum Ausdruck, in der u. a. festgestellt wird, daß in den letzten Jahren zwar viel für den Schutz der Umwelt getan wurde, dennoch bleiben der Schutz der Biosphäre und der weitere Abbau ihrer Verschmutzung nach wie vor Probleme von entscheidender Bedeutung.

Als ein weiteres und nicht auf ein Land oder einen Kontinent zu begrenzendes Problem ist die Kontamination der Atmosphäre mit chemischen u. a. Produkten zu nennen. Obwohl die Industrie, Kraftwerke und der Verkehr als hauptsächliche Verschmutzer der Luft erscheinen (Tab. 1), sind auch in einer industriemäßig betriebenen landwirtschaftlichen Produktion, wie sie für die DDR charakteristisch ist, Kontaminationsquellen zu finden, zu denen die PSM und MBP zählen.

Tabelle 1
Verteilung der Umweltverschmutzung
(nach Kühnert, 1975)

	Atmosphäre	Wasser in %	Boden
Verkehr	55	–	–
Kraftwerke/ Hausbrand	28	–	–
Industrie	17	50	8
Landwirtschaft	–	25	65
Kommunale Wirtschaft	–	25	27

1. Kontaminationsquellen

Für die Kontamination der Atmosphäre mit PSM und MBP kommen die folgenden zwei Möglichkeiten in Betracht:

— Abdriften oder Verdampfen der Wirkstoffe bei der Ausbringung der Präparate und ihrer Zubereitungen (Brühen),
— Verdampfen der Wirkstoffe von der Oberfläche der Pflanzen und des Bodens sowie aus dem Wasser.

Der Vorgang der Applikation von PSM und MBP führt in unterschiedlichem Umfang zu einer Kontamination der Atmosphäre, der von folgenden Faktoren maßgeblich bestimmt wird:

— Art der Formulierung bzw. Präparatezubereitung
— Form der Applikation (Spritzen, Sprühen, Nebeln, Stäuben, LV- oder ULV-Verfahren)
— Art der Applikationstechnik (Bodenmaschinen oder Luftfahrzeuge)
— Tröpfchenspektrum der Applikationseinrichtung
— meteorologische Bedingungen
— Art und Entwicklungsstadium der zu behandelnden Kultur

Die Bedeutung der einzelnen Faktoren soll an einigen Beispielen demonstriert werden. Die Abdriftuntersuchungen in der DDR führten u. a. zu dem in Abb. 1

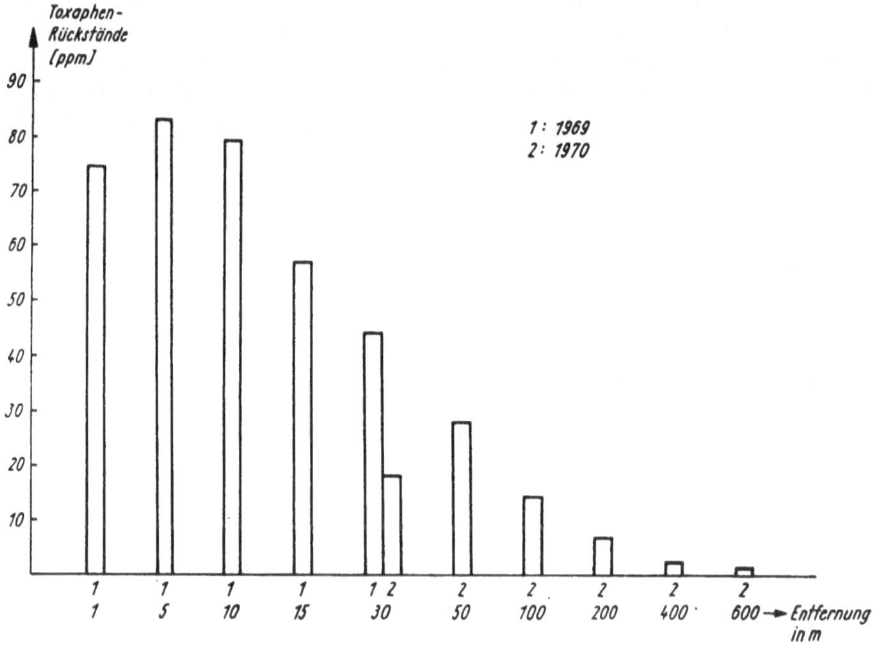

Abb. 1 Durch Abdriften von aviochemischer Applikation verursachte Toxaphen-Rückstände an Gras

dargestellten Ergebnis, wonach 600 m vom behandelten Feld entfernt, in Windrichtung, noch 1,0—1,3 ppm Toxaphen einen Tag nach der Behandlung auf den Pflanzen gefunden wurden. Sie zeigten auch den großen Einfluß der Windgeschwindigkeit auf das Abdriftverhalten der COI, der aus Abb. 2 ersichtlich wird (Beitz und Heinisch, 1972). Der Einfluß der Windgeschwindigkeit und der Temperatur kommt auch in den von Ware u. a. (1970) erhaltenen Ergebnissen bei der aviochemischen Applikation von Methoxychlor zum Ausdruck, die bei 4 m/sec und 31 °C nur 39,3—43,8% der ausgebrachten Menge auf dem gezielt behandelten Schlag wiederfanden im Vergleich zu 69,5—100% bei 1,4—2,6 m/sec und 20 °C.

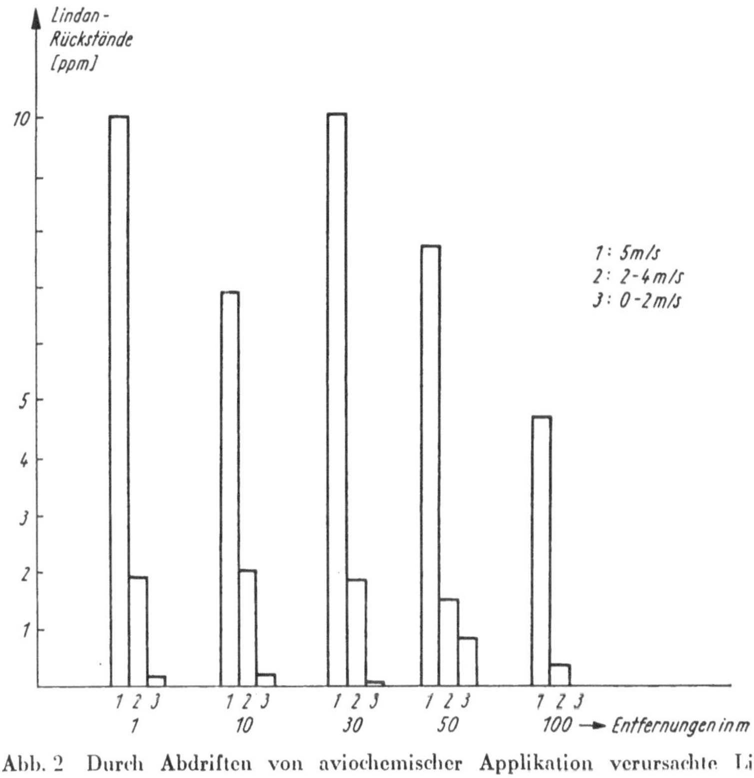

Abb. 2 Durch Abdriften von aviochemischer Applikation verursachte Lindan-Rückstände an Gras in Abhängigkeit von der Windgeschwindigkeit

Eine Beziehung zwischen den gefundenen Rückständen und dem Gehalt in der Luft zeigt Belonoshko (1969) auf, der nach Nebeln bei einer Windgeschwindigkeit von 1,8—2,1 m/sec in 500 m Entfernung noch 0,1 ppm DDT an Weizenpflanzen und 0,26 µg/m³ DDT in der Luft fand. Ware u. a. (1966) ermittelten den Gehalt an Methoxychlor an Luzerne und in der Luft nach Nebeln und aviochemischer Applikation (Tab. 2).

Tabelle 2
Methoxychlorgehalt in der Luft und an Luzerne
(nach WARE u. a., 1969)

Applikationsform[1]	Entfernung [m]	Gehalt [µg/l]	Rückstände [ppm]
Nebeln	50	0,172	–
	100	0,134	4,5
	800	–	0,27
aviochemisch	50	0,062	–
	100	0,053	1,8
	800	–	1,4

[1] 1,5 lb/acres

Über den Einfluß des Dampfdruckes der Wirkstoffe auf die in der Luft nachweisbaren Mengen geben die Untersuchungen von ČUK u. a. (1968) Auskunft. Sie fanden nach der Applikation eines Präparates mit 10% DDT und 7% Lindan nach der Applikation vom Flugzeug aus die in Tab. 3 dargestellten Ergebnisse. Der fast 100mal höhere Dampfdruck des Lindans ($0,94 \cdot 10^{-5}$ mm Hg bei 20 °C) gegenüber DDT ($1,9 \cdot 10^{-7}$ mm Hg) führt bei annähernd gleichem Wirkstoffanteil im Präparat zu eindeutig größeren Mengen in der Luft. Nach Nebeln mit einem Toxaphen-Präparat (Dampfdruck $1,0 \cdot 10^{-6}$ mm Hg) wurden ähnlich hohe Mengen in der Luft gemessen wie nach der aviochemischen Applikation. Die Witterungsbedingungen waren bei beiden Versuchen annähernd gleich, d. h. die Windgeschwindigkeiten betrugen 0,5 bzw 0,4 m/s und die Temperaturen 15,6 bzw 12 °C. Im Vergleich dazu war der DDT- und Lindan-Gehalt in der Luft nach Spritzen mit Bodenmaschinen in 50 m Abstand vom Feld eindeutig niedriger als in den o. g. Beispielen und betrug 0,1 mg/m³.

Bei Anwendung der Herbizide Propanid (Propanil), Ramrod (Propachlor) und Solan (Pentachlor) in Gemüsekulturen konnte PANŠINA (1976) in der Arbeitszone

Tabelle 3
Insektizid-Gehalt [mg/m³] in der Luft nach aviochemischer Applikation und Nebeln vom Boden aus (nach ČUK u. Mitarb., 1968)

Applikation	Wirkstoff	Abstand vom behandelten Feld [m] 0	35	70	105	140	250
aviochemisch	Lindan	47,4	6,4	5,6	2,1	0,1	$< 10^{-4}$
	DDT	6,6	0,12	0,1	0,08	0,02	$< 10^{-4}$
Nebeln	Toxaphen	4,4	2,1	0,32	–	$< 10^{-2}$	$< 10^{-2}$

0,1—3,7 mg/m³ der Wirkstoffe feststellen. 300 m vom behandelten Feld entfernt waren 0,02—0,6 mg/m³ der o. g. Wirkstoffe und in 500 m Entfernung nur noch 0,05 mg/m³ Propanil nachweisbar.

Bei den P-organischen Verbindungen Parathion-methyl und Butiphos ermittelten ČUREVIČ und LJUBEZKIJ (1968) bzw. ZAIROV und ACHMEDOVA (1968) in 300—400 m Entfernung noch 20—25% der am Feldrand gemessenen Konzentration in der Luft.

Die von ADAIR u. a. (1971) wiedergefundenen Mengen von aviochemisch im LV- oder ULV-Verfahren ausgebrachten Parathion-Präparaten verdeutlichen die gegenüber den COI noch größeren Abdrift- und Verdampfungsverluste bei den POI (Tab. 4) sowie die noch ungünstigeren Verhältnisse für die in vielen Ländern schon eingeführten LV- und ULV-Verfahren. Noch uneffektiver erscheint das aviochemische Stäuben, bei dem WARE u. a. (1970) nur 14% im Vergleich zu 47,7% nach aviochemischem Spritzen von Toxaphen-Präparaten, auf dem Feld wiederfanden, weshalb das aviochemische Stäuben abgelehnt wird.

Tabelle 4
Verteilung von Parathion nach aviochemischer ULV- und LV-Applikation (nach ADAIR u. a., 1971)

Applikations-art/Arbeitsbreite[1]	Wiederauffindungsrate [%]					
	beh. Fläche	18 m	30 m	100 m	200 m	600 m
ULV 40 m	15,7	6,6	3,9	1,1	0,10	0,03
ULV 80 m	31,7	9,6	4,6	1,2	0,20	0,02
LV 40 m	32,8	3,5	0,7	0,06	0,04	0,007

[1] 1 lb/acre

Aus den gesamten Untersuchungen resultiert die Einschätzung, daß bei der aviochemischen Applikation, unter sehr ungünstigen Bedingungen, bis zu 70% des ausgebrachten Präparates in Abhängigkeit von allen o. g. Faktoren das Feld nicht erreichen, wovon wiederum schätzungsweise bis zu 30% in die Atmosphäre übergehen können.

Zur Verdampfung der Rückstände von den Pflanzen, dem Boden und aus dem Wasser gibt es eine geringere Zahl an Untersuchungen, die sich wiederum häufig auf das analytisch sehr gut nachweisbare DDT beziehen. Die Verdampfungsraten der Wirkstoffe hängen von

— der Konzentration auf oder in dem Substrat,
— der Flüchtigkeit des Wirkstoffs,
— den Temperaturbedingungen,

– der Luftbewegung,
– der Adsorption bzw. der Löslichkeit im Substrat,
– der Wasserdampfflüchtigkeit u. a. Faktoren ab, wobei von den Pflanzen nur die kutikulären Rückstände in die Atmosphäre übergehen können. Die auf oder in den Substraten entstehenden Metabolite sind in diese Betrachtungen einzubeziehen, vor allem wenn sie eine höhere Flüchtigkeit ausweisen. Das trifft z. B. auf das DDE zu, das zu 66% in dem als Gesamt-DDT ermittelten Gehalt in der Luft über einer vor Jahresfrist DDT-behandelten Fläche aufgefunden wurde. Die von Spynu u. a. (1969) durchgeführten Modell-Untersuchungen zum Verhalten von PSM im Boden sind in Abb. 3 dargestellt.

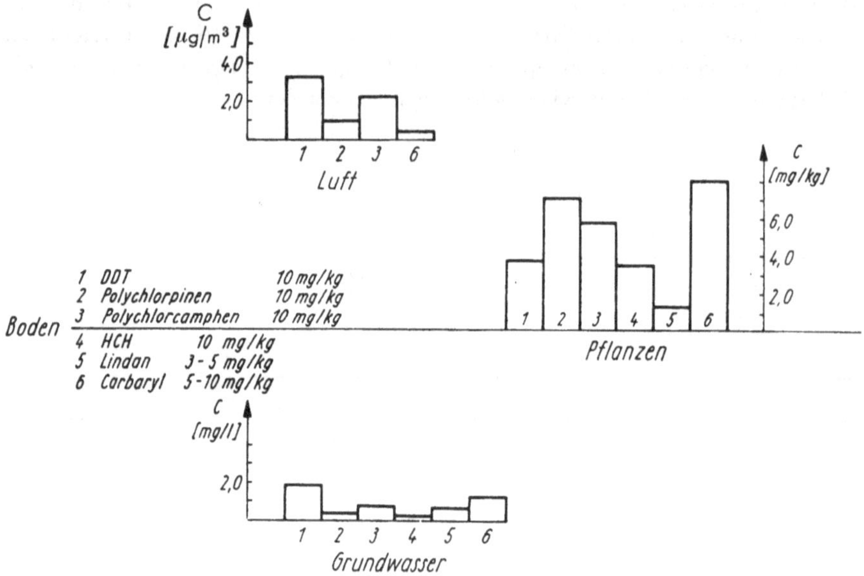

Abb. 3 Verhalten von PSM im Boden in Modellversuchen (nach Spynu u. a., 1969) und ihre Verteilung in der Umwelt

Die aus dem Boden in dampfförmigen Zustand in die Atmosphäre übergehenden PSM-Mengen werden auf Grund von Untersuchungen für das DDT (Dampfdruck 1.7×10^{-7} Torr) mit 5–10 kg/ha/a und für Parathion (Dampfdruck 3.8×10^{-5} Torr) mit 0,26 kg/ha/d angegeben. Sie wurden unter den Bedingungen Californiens bei 30 °C ermittelt.

Ausführliche Untersuchungen über DDT und seine Isomere liegen von Spencer (1975) vor. Tab. 5 zeigt die Zusammensetzung des Dampfes über einem mit 1–2% techn. DDT versetzten reinen Sand. Dabei ist die Zusammensetzung der Isomeren im Dampf entscheidend von dem Gehalt an techn. DDT (74,6 p,p'-DDT; 21,1% o,p'-DDT; 0,8% p,p'-DDE) im Boden abhängig. Die Erhöhung des Gehaltes

Tabelle 5
Zusammensetzung des Dampfes über mit technischen DDT versetztem Quarzsand (nach SPENCER, 1975)

Wirkstoff	Dampfphase ng/l	%	Zusammensetzung des techn. DDT [%]
p,p'-DDT	13,6	8,0	74,6
o,p'-DDT	104	61,7	21,1
p,p'-DDE	24,1	14,3	0,81
o,p'-DDE	26,9	16,0	0,07
Total	168,6	100	

an techn. DDT von 2,5 auf 120 ppm in einem schluffigen Lehmboden mit 7,5% Feuchtigkeit ergab in den Luftproben eine Steigerung bei p,p'-DDT von 1,11 auf 13,62 ng/l; o,p'-DDT von 1,16 auf 67 ng/l und von p,p'-DDE von 0,43 auf 5,41 ng/l.

Aus diesen Versuchen errechneten sie die in Tab. 6 wiedergegebenen Verteilungskoeffizienten für die DDT-Isomeren nach der Formel

$$K_V = \frac{\text{Dampfdichte [ng/L]}}{\text{Bodengehalt [µg/g]}}$$

Tabelle 6
Verteilungskoeffizienten (K_D) für die relative Flüchtigkeit der DDT-Isomeren und Metabolite in sandigem Lehmboden bei 30 °C

Substanz	K_D
p,p'-DDE	1,7
p,p'-TDE	7,3
p,p'-DDE	9,1
o,p'-DDT	7,3
o,p'-TDE	17,4
o,p'-DDE	34,1

Zur Verdampfung von den in der DDR produzierten POI liegen Werte für Trichlorfon (3—4%) vor, die bei 20—25 °C und über einen Zeitraum von 8 h ermittelt wurden (GEORGI, 1976).

Über das Verdampfen von DDT aus wäßrigen Suspensionen liegen gleichfalls Ergebnisse vor, wobei SPENCER (1975) eine Menge von 9,6 kg/ha/a für eine Konzentration von 100 ppb im Wasser bei 25 °C angibt. Untersuchungen mit markiertem DDT wiesen eine gewisse Anreicherung des Wirkstoffs an der Wasseroberfläche aus, die den Verdampfungsprozeß demzufolge begünstigen müßte (LOPEZ, GONZALES u. a. 1975).

Die o. g. recht erheblichen Verdampfungsmengen, die auf eine Oberflächeneinheit und ein Jahr umgerechnet wurden, entstammen Versuchen über einen kurzen Zeitraum bei Temperaturen von 25—30 °C und sind deshalb mit der gebotenen Vorsicht zu behandeln, die solchen Werten beigemessen werden muß.

Als weitere Kontaminationsquelle sind noch große PSM-Lager zu nennen, die sich nur örtlich auswirken, aber für in der Nähe befindliche Forschungslabors von großer Bedeutung sind.

2. *Vorkommen von PSM in der Atmosphäre*

Auf Grund der Kontaminationsquellen sollten über großräumigen, mit pflanzenschutzintensiven Kulturen genutzten Gebieten die größten Mengen an PSM und MBP zu finden sein. Als solche Kulturen sind u. a. Obst, Wein und Baumwolle anzusehen. Zur Erfassung derartiger Kontaminationszentren der Atmosphäre und der Verteilung der PSM in der Atmosphäre bedarf es eines Überwachungssystems. Das in den USA bestehende „Pesticide monitoring program" untersucht seit 1972 an 9 Orten den PSM-Gehalt in der Luft, darunter in Stoneville (Mississippi) inmitten eines Baumwollanbauzentrums, das eines der pflanzenschutzintensivsten Gebiete der USA ist.

Die von dieser Station untersuchten Wirkstoffe und die maximalen Werte der Wochenmessungen sind in Tab. 7 dargestellt. (Arthur u. a. 1975).

Tabelle 7
Maximaler PSM-Gehalt in den Wochenproben [ng/m^3] von Stoneville in den Jahren 1972 bis 1974
(nach Arthur u. a., 1975)

Wirkstoff	Gehalt
p,p'-DDT	534,7
o,p'-DDT	210,3
p,p'-DDE	30,3
o,p'-DDE	25,5
p,p'-DDD	2,8
o,p'-DDD	33,3
Aldrin	6,9
Dieldrin	12,0
Lindan	9,3
β-HCH	49,4
Heptachlor	0,8
Heptachlorepoxid	9,3
Toxaphen	1 746,5
Parathion-methyl	2 060,0
Parathion	4,3
Malathion	270,3

Aus Abb. 4 geht hervor, daß das DDT an Bedeutung verloren hat, seit seine Anwendung verboten wurde, wie die zwischen 1972 und 1974 ermittelten durchschnittlichen Monatswerte demonstrieren. Danach sind die 1973 und 1974 ermittelten Werte im wesentlichen auf die Verdampfung des DDT aus dem Boden zurückzuführen. Die Erhöhung der Werte, vor allem 1974, stimmt mit dem Bearbeitungs-

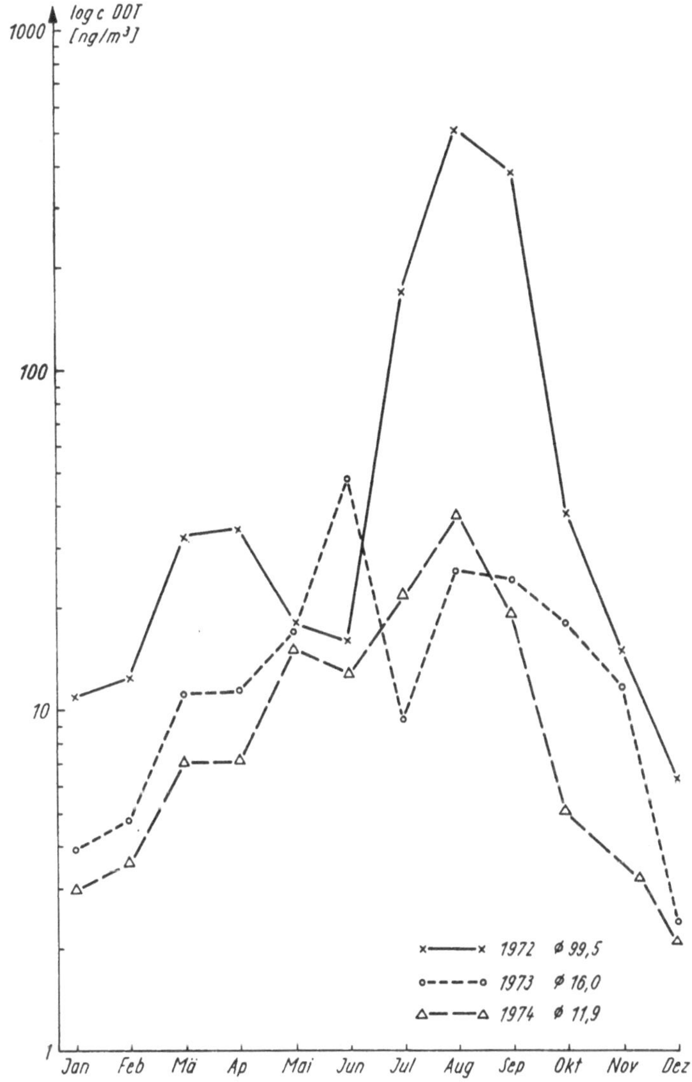

Abb. 4 DDT-Gehalt in der Luft im Baumwollanbauzentrum von Stoneville/USA

zeitraum des Bodens und den höheren Temperaturen überein, die zur Verdampfung des DDT wesentlich beitragen.

In der DDR ist die Anwendung von DDT in den landwirtschaftlichen und gärtnerischen Kulturen, mit Ausnahme des Inkrustierens von Zwiebelsamen, entsprechend des Stufenprogramms für seine Ablösung seit 1976 gleichfalls verboten und in der Forstwirtschaft darf es nur bis zum 30. 4. eines jeden Jahres angewendet werden. Unabhängig von den Einsatzverboten wurden in der Luft der Großstädte Europas nur Mengen bis 10 ng/m³ DDT ermittelt.

Zur Einfluß des DDT-Gehaltes in der Luft auf die im Gewebe der Tiere auftretenden Rückstände führten Arthur u. a. (1975) einen Versuch mit Kaninchen durch. Sie wurden in Stoneville sowie einem Ort mit geringem DDT-Gehalt in der Luft vom 1. 7.–4. 10. 1972 unter Freilandbedingungen mit gleichem Futter gehalten. Die im Fettgewebe ermittelten Rückstände sind in Tab. 8 dargestellt und zeigen signifikante Unterschiede bei $P < 0{,}001$. Gleichfalls sind darin die ermittelten Aufnahmeraten mit dem Futter und der Luft für Stoneville wiedergegeben.

Tabelle 8
Rückstände im Fettgewebe von Kaninchen und Aufnahmeraten (Arthur u. a. 1975)

Versuch Parameter	Stoneville	Mississippi-State
Total-DDT	0,944[1] ± 0,058	0,084[1] ± 0,016
p,p'-DDT	0,652	0,030
p,p'-DDE	0,273	0,049
p,p'-DDD	0,036	0,005
Luft (Ø)	649,6 ng/m³	--
Aufnahme:		
– Inhalation	0,748 g/d	–
– Futter	0,852 g/d	–

[1] mg/kg

Auf Grund der höheren akuten Toxizität sind die für das POI Parathionmethyl gefundenen monatlichen Durchschnittswerte (Abb. 5), die in den Monaten Juli/August 200–700 ng/m³ erreichen, gleichfalls interessant, zumal es ein wichtiger DDT-Substituent ist. Dieses kommt auch in den 1973/74 ermittelten Ergebnissen zum Ausdruck. Gleichfalls geht aus dieser Abbildung die geringere Stabilität des Wirkstoffs in der Luft hervor, obwohl die Nachweisgrenze im Vergleich zu DDT mit 0,1 ng/m³ bei 1,0 ng/m³ liegt.

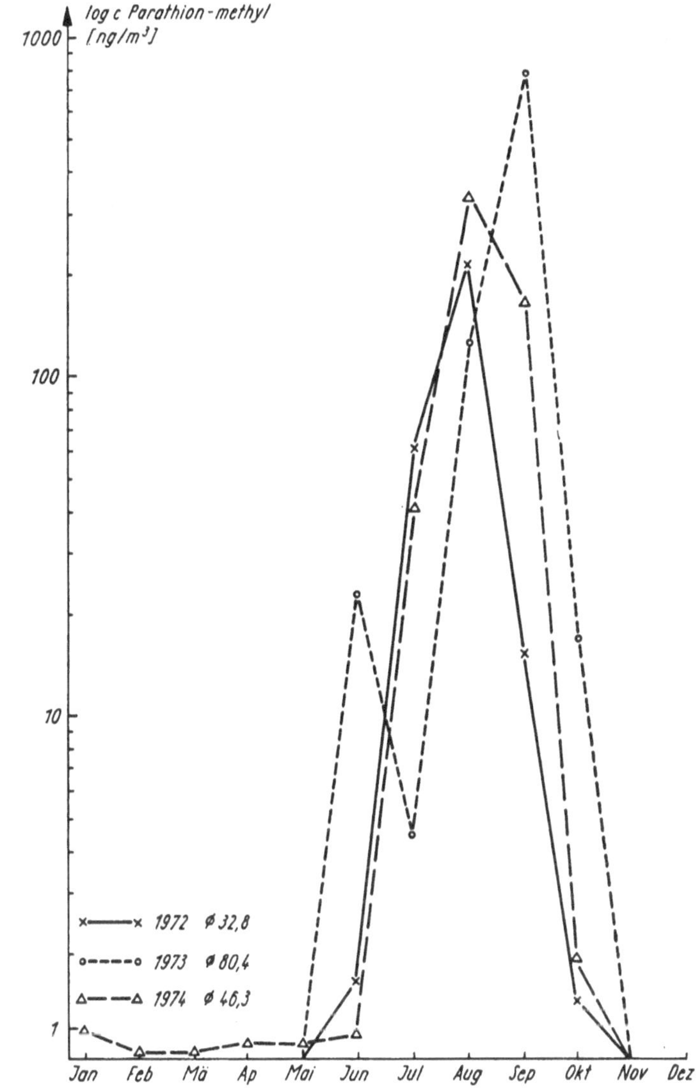

Abb. 5 Parathion-methyl-Gehalt in der Luft im Baumwollanbauzentrum von Stoneville/USA

Hohe Werte für die POI in der Luft können zur Senkung der Cholinesteraseaktivität führen. Dabei spielt nicht schlechthin der Wirkstoffpegel eine Rolle, vielmehr ist die Art ihrer Verteilung von entscheidender Bedeutung. Das konnte Polščuk (1975) mit Malathion, allerdings in weitaus größeren Mengen als in Abb. 5, an Ratten demonstrieren. Tab. 9 zeigt, daß die bei den LV- und ULV-

Tabelle 9
Hemmung der ChE in Serum, Erythrozyten und Gehirn bei Ratten
(nach POLŠČUK, 1975)
Malathion 2 mg/m³ als Aerosol
Exp.-Zeit: 2 h

Tröpfchendurchmesser [M]	Hemmungsgrad [%]
300	2–10
200	3–23
100	4–27
50	22–50
20	50–70

Verfahren auftretenden Nebelschleier gegenüber den Abdriften der Spritzverfahren aus toxikologischer Sicht bedeutend ungünstiger zu beurteilen sind. Die über einen langen Zeitraum in der Luft existierenden PSM-Mengen bestehen aber neben dem dampfförmigen Wirkstoff, aus Aerosolen mit kleinsten Tröpfchen und an Staubpartikel gebundenem Wirkstoff.

Toxaphen zählt nach ARTHUR u. a. (1975) in Stoneville gleichfalls zu den wichtigsten Kontaminanten, dessen monatliche Durchschnittswerte in Abb. 6 dargestellt

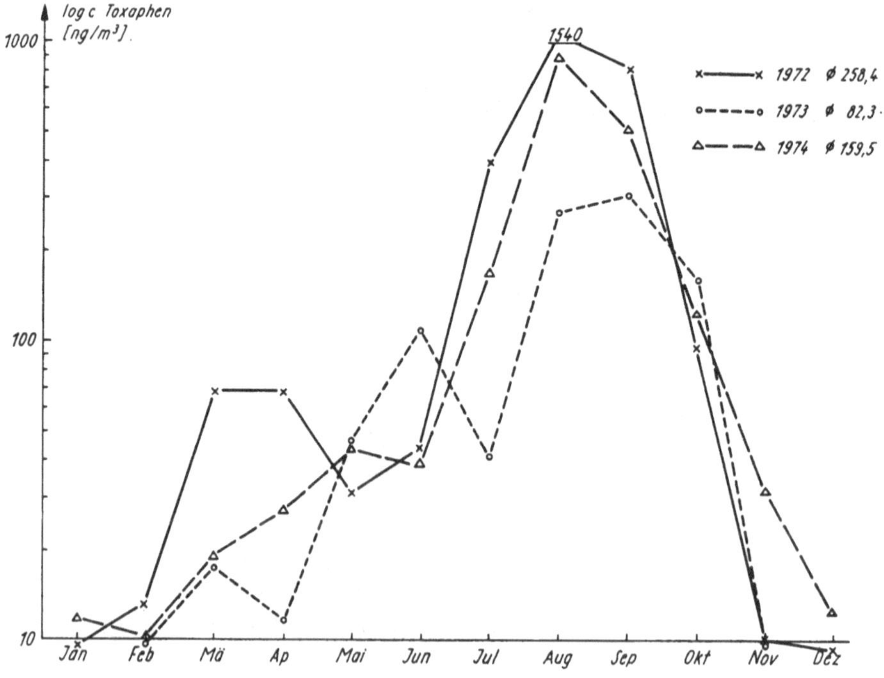

Abb. 6 Toxaphen-Gehalt in der Luft im Baumwollanbauzentrum von Stoneville/USA

sind. Sie korrelieren mit den Haupteinsatzzeiten und lassen das langsame Absinken mit den durch Bodenbearbeitung und höhere Temperaturen bedingten allmählichen Anstieg mit Beginn der Vegetationsperiode erkennen. In der DDR besitzt Toxaphen allerdings eine untergeordnete Bedeutung. Derartige hohe Mengen eines PSM in der Atmosphäre über einem größeren Gebiet führen zu einem weiten Transport des Wirkstoffs. Das beweisen die von den Bermudas gesammelten 56 Luftproben, in denen durchschnittlich 0,63 ng/m^3 Toxaphen (neben 0,024 ng/m^3 p,p'-DDT) von den Baumwollfeldern der USA nachweisbar waren (Bidleman und Olney, 1975), womit der Wirkstoff einen Weg von 1200 km über die See hinweg zurückgelegt hat.

Über den Transportmechanismus von PSM in der Atmosphäre gibt es eine Reihe von Untersuchungen und Theorien. So werden der Transport und die Verteilung von Spurensubstanzen, zu denen auch die PSM zählen, in der Atmosphäre sehr wesentlich durch

- die chemische Charakteristik der Substanzen und
- den meteorologischen Transport

bestimmt. Junge (1976) verweist auf drei Haupttransportprozesse, die aber vor allem den Raum zwischen Amerika und Europa berücksichtigen. Sie beziehen sich aber auch auf die Verweilzeiten der PSM in der Atmosphäre und speziell in der Troposphäre. Danach steht fest, daß ein sehr geringer Austausch zwischen der Troposphäre und der übrigen Atmosphäre bei kurzlebigen Substanzen besteht, vor allem wenn sie leicht photolytisch verändert werden.

Den photolytischen Reaktionen in der Atmosphäre kommt eine große Bedeutung für den Abbau der Wirkstoffe zu. Ohne auf dieses Problem voll eingehen zu können, sei hier nur auf solche Reaktionen hingewiesen, bei denen aus den Wirkstoffen toxische Verbindungen, z. B. „Photodieldrin“ oder Wirkstoffe mit einer anderen Wirkungsrichtung entstehen können. Ein solches Beispiel ist in Abb. 7 dargestellt, bei dem aus einem POI ein Herbizid entsteht. Von besonderem Interesse erscheint die von Moilanen und Crosby (1973) gefundene Umwandlung von DDT bzw. DDE durch UV-Licht in der Dampfphase zu di- und trichlorsubstituierten

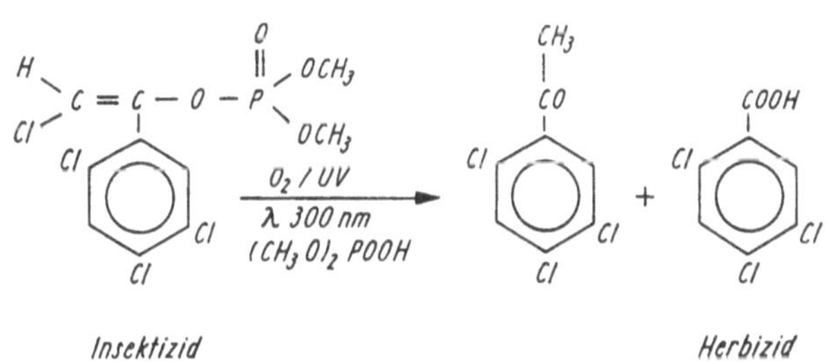

Abb. 7 Umwandlung eines insektiziden Phosphorsäureesters durch Photolyse und Oxydation in der Luft (nach Korte u. a., 1970)

PCB. Welche Bedeutung diesen Verbindungen im Zusammenhang mit den am häufigsten vorkommenden penta- und hexachlorsubstituierten PCB zukommt, werden sicher weitere Untersuchungen zeigen. Eine globale Veränderung der Substanzen in der Troposphäre korreliert eng mit ihrer Aufenthaltszeit darin. Ist sie >1/2 Jahr, so zeigen sie eine gleichmäßige Verteilung und die Einzelheiten ihres Transportes sind unbedeutend. Für die Aufenthaltszeit von Spurensubstanzen ist das „Trägermaterial" von Bedeutung; mit inertem Gas ist sie länger als in Verbindung mit reaktionsfähigen Gasen oder Aerosolen. Sind der Dampfdruck und die Löslichkeit generell niedrig, so ist die Aufenthaltszeit ähnlich der der Aerosole, d. h. annähernd eine Woche.

Die Entfernungsmechanismen für die PSM sind mit denen für Aerosole vergleichbar und beruhen im wesentlichen auf dem Abregnen, Auswaschen und der Sedimentation. Das führt zu beträchtlichen regionalen Unterschieden in der Konzentration in den aufgefangenen Eluaten bzw. Sedimenten. So sind die in Regenwasser nachgewiesenen PSM ein Indikator für die in der Atmosphäre vorhandenen PSM.

Seit den ersten Publikationen über COI im Regenwasser von London (Abott u. a., 1965) sind eine Reihe von Arbeiten zu Ergebnissen in anderen Städten Europas erschienen. An dieser Stelle sollen die in Tokyo zwischen Dezember 1968 und November 1969 erhaltenen Resultat erwähnt werden (Mashiro und Takahisa, 1975), die Gehalte von 45—930 ppt α-HCH und 29—389 ppt γ-HCH angeben. Dabei wurde festgestellt, daß der Gehalt in Regenwasser 2- bis 8mal so hoch als in Schnee war. Die dadurch auf Japan niedergehenden HCH-Mengen werden mit 170 t/a beziffert, die 0,36% der angewendeten Menge entsprechen. Sie sind zum größten Teil gelöst, aber auch an Partikel mit < 0,45 µm Durchmesser adsorbiert.

Für die Prognose der Kontamination der landwirtschaftlichen Rayons der UdSSR mit PSM halten Kovda u. a. (1976) neben Untersuchungen des Bodens und des Wassers auf PSM-Rückstände auch eine Überwachung der Atmosphäre und der Niederschläge für bedeutungsvoll, um die globale Verteilung der PSM verfolgen zu können.

3. *Schlußfolgerungen*

Die vorgetragenen Ergebnisse beruhen auf bewußt ausgewählten Arbeiten, vor allem den USA, als dem Land mit den höchsten PSM-Verbrauch in der Welt und machen die Bedeutung von lufthygienischen Untersuchungen für die vollständige Erfassung der PSM-Kontaminationsquellen des Menschen sichtbar. Sie verdeutlichen die Menge an PSM, die der Mensch in derartigen Kontaminationszentren mit der Luft zu sich nimmt. Dahingegen sind die PSM und MBP in der Luft der Großstädte von vollkommen untergeordneter Bedeutung.

In die hygienische Forschung der DDR sollten Messungen zum PSM-Gehalt in der Luft über Gebieten aufgenommen werden, in denen der Anbau von pflanzenschutzintensiven Kulturen vorherrscht. Als solche kommen z. B. die geschlossenen Obstintensivanbaugebiete oder die Vermehrungsgebiete für die Pflanzkartoffeln in Frage. Damit könnten Vorarbeiten anlaufen, die zur Einführung eines Überwachungssystems für PSM-Rückstände unerläßlich sind. Dieses System wird gegenwärtig für die Mitgliedsländer des RGW im Rahmen des Integrationsthemas V. 2 „Erarbeitung eines einheitlichen Systems zur Überwachung der PSM-Rückstände auf Basis der EDV" ausgearbeitet, wobei die Sowjetunion den Hauptanteil zur Bearbeitung der mit dem Vortrag in Zusammenhang stehenden Fragen übernommen hat.

Literatur

Abott, D. C., Harrison, R. B., Tatton, J. O'G., Thomson, J.: Nature 208 5071 (1965), S. 1317–1318.

Adair, H. M., Harris, F. A., Kennedy, M. V., Laster, M. L., Threadgill, E. D.: J. Econ. Entomol. 64 (1971), S. 718–721.

Arthur, R. D., Cain, J. D., Barrentine, B. F.: Bull. Environm. Contam. Toxicol. 15 (1975), S. 129–134.

Arthur, R. D., Cain, J. D., Barrentine, B. F.: ebenda 15 (1975 a), Ü. 760–764.

Beitz, H., Heinisch, E.: Nachrichtenbl. Pflanzensch. DDR 26 (1972), S. 58–64.

Belonoshko, G. A.: Hyg. und Toxicol. d. Pestizide und Klinik d. Vergiftungen, Bd. 6 (1968), S. 192–197.

Bidleman, T. F., Olney, C. E.: Nature 257 5527 (1975), S. 475–477.

Čuk, M., Cirković, L., Popovic, M., Uljakic, R.: Hrana i ishrana 1968, IX, 1.

Georgi, W.: Symposium Rückstandstoxikol. Probleme des Einsatzes von PSM, 6.–9. 12. 1976 Potsdam.

Gurevic, W. Al., Ljubezkij, C. Z.: Hyg. und Toxikol. d. Pestizide und Klinik d. Vergiftungen, Bd. 6 (1968), S. 350–354.

Junge, E. C.: Pure Appl. Chem. 42 (1976), S. 95–104.

Korte, F., Klein, W., Drehfahl, B.: Naturw. Rundschau 23 (1970), S. 455–457.

Kovda, V. A., Glazovskaja, M. A., Sokolov, M. S., Strekozov, B. P.: Über die Prognose der Kontamination des Territoriums der landwirtschaftlichen Rajons mit Pestiziden und ihren Rückständen. Vorabdruck aus Izvestija AN SSSR, Serie Biologie, Puscino 1976.

Kühnert, M.: Möglichkeiten und Probleme der Nutzung von Abprodukten in der Tierernährung – ein Beitrag zur Umgestaltung in der sozialistischen Landwirtschaft. Tagungsbericht KMU Leipzig 1975, Teil 1, S. 139–151.

Lopez Gonzales, J. de D., Gonzales Gomez, C., Ruiz de Almodovar Rivera, J. M.: Pest. Abstr. 9 (1976), 70–0026; 76–1364.

Mashiro, O., Takahisa, H.: Pest. Abstr. 9 (1976), 76–0341.

Mollanen, K. W., Crosby, D. G.: 165. Nat. Meeting Amer. Chem. Soc., Dallas 1973 zit. in: Spencer, W. F.

Polščuk, D. J.: Gigiena i sanitarija 1976, 8, S. 93–94.

Spencer, W. F.: Res. Reviews 59 (1975), S. 91–117.

Spynu, E. I., Stefanskij, K. S.: Hyg. und Toxikol. d. Pestizide und Klinik d. Vergiftungen, Bd. 7 (1969), S. 303–310.

Ware, G. W., Estese, B. J., Cahill, W. P., Gerhardt, P. D., Frost, K. R.: J. Econ. Entomol. 62 (1969), S. 840–853.

Ware, G. W., Cahill, W. P., Gerhardt, P. D., Wite, J. M.: J. Econ. Entomol. 63 (1970), S. 1928–1983.

Zairov, K. S., Achmedova, R. A.: Hyg. und Toxikol. d. Pestizide und Klinik d. Vergiftungen, Bd. 6 (1968), S. 303–310.

FSC
www.fsc.org
MIX
Papier | Fördert
gute Waldnutzung
FSC® C083411

Zeitfracht Medien GmbH
Ferdinand-Jühlke-Straße 7
99095 Erfurt, Deutschland
produktsicherheit@kolibri360.de